# 改善医护人员工作条件行动手册

# HealthWISE

## Work Improvement in Health Services

# Action Manual

编著　国际劳工组织　世界卫生组织
主译　张　敏

科学出版社
北　京

图字：01-2015-7042 号

## 内 容 简 介

《改善医护人员工作条件》（*HealthWISE Work Improvement in Health Services*，HealthWISE）系列工具书由国际劳工组织（ILO）和世界卫生组织（WHO）联合出版，是一件兼具实用性及参与性改善医疗卫生机构质量的技术工具，包括行动手册及其配套的师资指南两册图书。HealthWISE 已经作为优选技术工具在全球推广，旨在鼓励医疗卫生机构的管理者和医护人员共同努力，改善工作场所及医疗卫生服务的实践，促进灵活、简便、经济的解决方案的应用，使医护人员、患者和公众都能得到实实在在的益处。

HealthWISE 适用于所有与改善卫生部门工作场所相关的劳动者，包括医护人员及医护管理人员、监督者、劳动者和用人单位代表、劳动监察员、职业卫生专业人员、培训工作者和教育工作者。

图书在版编目 (CIP) 数据

改善医护人员工作条件行动手册 / 国际劳工组织，世界卫生组织编著；张敏等译．—北京：科学出版社，2015.12

书名原文：HealthWISE Work Improvement in Health Services Action Manual

ISBN 978-7-03-046212-1

Ⅰ．改… Ⅱ．①国… ②世… ③张… Ⅲ．医药卫生人员 - 工作条件 - 劳动保护 - 师资培训 - 手册 Ⅳ．① R192-62 ② X9-62

中国版本图书馆 CIP 数据核字 (2015) 第 262251 号

责任编辑：丁慧颖　杨小玲 / 责任校对：胡小洁

责任印制：赵　博 / 封面设计：陈　敬

科学出版社 出版

北京东黄城根北街 16 号

邮政编码：100717

http://www.sciencep.com

中国科学院印刷厂 印刷

科学出版社发行　各地新华书店经销

*

2015 年 12 月第　一　版　开本：890×1240　1/16

2016 年 8 月第二次印刷　印张：11　1/4

字数：342 000

定价：108.00 元

（如有印装质量问题，我社负责调换）

## 《改善医护人员工作条件行动手册》翻译人员

**主　　译**　张　敏　中国疾病预防控制中心职业卫生与中毒控制所

**翻译组成员**　（按姓氏汉语拼音排序）

曹晓霞　中南大学湘雅医院
陈　亮　福建省疾病预防控制中心
杜燮祎　中国疾病预防控制中心职业卫生与中毒控制所
李　祈　湖南省职业病防治院
李文捷　中国疾病预防控制中心职业卫生与中毒控制所
刘　拓　中国疾病预防控制中心职业卫生与中毒控制所
石春兰　北京市朝阳区卫生和计划生育委员会卫生监督所
孙　建　山东省立医院
王　丹　中国疾病预防控制中心职业卫生与中毒控制所
乌正赉　北京协和医学院
吴维皑　中国疾病预防控制中心职业卫生与中毒控制所
解　晨　山东省立医院
徐伯洪　中国疾病预防控制中心职业卫生与中毒控制所
袁素娥　中南大学湘雅医院
张　敏　中国疾病预防控制中心职业卫生与中毒控制所
邹艳辉　湖南省肿瘤医院

国际劳工局编著

*HealthWISE Action Manual. Work Improvement in Health Services*

日内瓦，国际劳工局，2014年

职业卫生/职业安全/危害/工作条件/安全培训/医务人员/卫生服务

13.04.2

ISBN 978-92-2-128257-0 （印刷版）

ISBN 978-92-2-128260-0 （网络pdf版）

国际劳工组织出版物编目数据



设计和排版：国际劳工组织国际培训中心，都灵。

插图：Alfredo Zanellato 和Antonella Bologna。

印刷：国际劳工组织国际培训中心，意大利都灵。

# 中 文 版 序

医护人员是广大人民群众健康的守卫者，也是实现中国“健康梦”的主力军。保护医护人员的身体健康、生命安全，应成为各级政府的重要责任和各医疗卫生机构的必然使命。

医疗卫生工作具有人员培养周期长、职业风险高、技术难度大等行业特点。医护人员由于经常接触生物、化学、物理、社会心理等方面的职业性有害因素，其职业健康损害和职业病是一个全球性问题，对全社会的健康和安全也会造成不可忽视的威胁。

医护人员职业卫生问题已经引起我国政府的高度重视，我国颁布了《职业病防治法》、《执业医师法》、《传染病防治法》、《护士条例》等相关法律法规，为保护医护人员免受职业危害提供了法律保障。同时，我国针对医护人员针刺伤高发导致艾滋病等风险，出台了《血源性病原体职业接触防护导则》等国家职业卫生标准，促进医护人员的职业卫生防护。然而，如何在医疗卫生机构贯彻落实相关的国家法律法规和标准，依然是一个重大实践挑战。

中国农工民主党长期致力于推动我国医药卫生事业发展与改革，特别关注医护人员的职业卫生防护议题。近几年来，农工党中央生物技术与药学工作委员会委托张敏委员牵头完成了《关于医护人员职业病防护技术服务体系》调研报告以及“加强医护人员职业防护，开展医护人员职业卫生防护示范医院试点”重点课题；农工党中央将该调研成果作为大会发言提交到全国政协十二届三次会议交流。与此同时，张敏委员作为中国疾病预防控制中心职业卫生与中毒控制所的研究员，不断追踪国际前沿，与国际劳工组织密切合作，牵头翻译了国际劳工组织和世界卫生组织于 2014 年合作出版的《改善医护人员工作条件》工具书，包括行动手册及其配套的师资指南两册。该工具书作为优选技术工具在全球推广，旨在鼓励医疗卫生机构的管理者和医护人员共同努力，改善工作场所及医疗卫生服务的实践，促进灵活、简便、经济的解决方案的应用，使医护人员、患者和公众都能得到实实在在的益处。

将《改善医护人员工作条件》工具书翻译、引进我国，是一项非常有意义的工作，将有利于开展国际合作、借鉴国际经验，有利于推动我国医护人员职业卫生向规范化、专业化、日常化发展，也有利于促进我国相关职业卫生标准在医疗卫生机构的推广应用，最终实现预防和控制医疗卫生工作场所职业危害的目标。

保护好近 1000 万医护人员的职业健康和安全，才能保护好全体国民的健康和福祉。让我们携起手来，共同努力，按照中共中央决策部署，建立多部门、多界别、多学科的协调机制，加强国际合作与交流，营造关心和爱护医护人员的良好社会环境，为全面建成小康社会、打造健康中国做出更大贡献！

全国人大常委会副委员长
中国农工民主党中央主席
陈竺
2015 年 11 月 5 日

# 前　言

医护人员是医疗卫生服务的核心，也是社会福祉的贡献者。医疗卫生部门的工作场所环境复杂，有时也是危险的；反复存在的不安全的工作条件可持续耗损卫生部门人力。必须将医护人员的健康和福祉纳入医疗卫生部门的体面工作条件之中，因为医护人员所提供医疗卫生服务的质量部分依赖于他们的工作环境。

《改善医护人员工作条件》（*Work Improvement in Health Services*，HealthWISE）系列工具书，是国际劳工组织（ILO）和世界卫生组织（WHO）的联合出版物，是一种提高医疗卫生机构质量的兼具实用性和参与性的工具，其根据ILO改善中小企业工作条件（Work Improvement in Small Enterprises , WISE）项目的基本原则而撰写。HealthWISE鼓励管理者和医护人员共同工作以促进工作场所的卫生安全，而卫生安全的工作场所更有助于提高医疗卫生服务的绩效和对患者提供优质医护服务的能力。HealthWISE通过利用当地资源，促进灵活、简便且低成本解决方案的应用，而让医护人员和医疗卫生机构都从中获得实实在在的益处。

ILO和WHO在医疗卫生服务上责任互补，特别是在职业安全卫生方面；鉴于此，ILO和WHO联合编撰了HealthWISE，以帮助卫生政策的决策者和从业者加强能力建设，以确保为医疗卫生部门的卫生人员创建一个安全、健康和体面的工作环境。

2010年，一个包括员工、雇主和政府的代表及ILO和WHO的专家组成的三方专家工作组共同起草了改善工作环境、改善医疗卫生服务部门医护人员的安全及健康的框架。作为这次磋商的成果，所撰写的出版物包括ILO/WHO/联合国艾滋病规划署（UNAIDS）关于改善医护人员人类免疫缺陷病毒(HIV)和结核病(TB)预防、治疗、照料和支持服务的政策指南（2010）以及ILO-WHO医护人员国家职业卫生规划全球框架（2010）。

已经完成的HealthWISE用以支持上述指南的实施。关于HealthWISE的草案，2011年已在塞内加尔、坦桑尼亚联合共和国和泰国的一些医院和卫生机构试用过，2012年对HealthWISE草案进行了修订，2013年终稿完成之前，再次由ILO和WHO的专家及该三方专家工作组进行全面审定。

HealthWISE将行动和培训有机结合。本手册按照以干促学的原则而设计，有助于医疗卫生机构启动行动计划并持续采取改进行动。行动手册配有一本师资指南，包括对培训课程的指南和工具包。

我们希望使用师资指南和行动手册工具包的人们在未来会形成HealthWISE师资和实践者的网络体系，以促进、加强发展所在国适合本国卫生系统的具有可操作性的方法。

Alette van Leur
国际劳工局
地区活动部主任

Maria Neira
世界卫生组织
公共卫生及健康的环境和社会影响因素部主任

（刘　拓　翻译；张　敏　审校）

# 目　　录

# 致　谢

在 HealthWISE 的撰写过程中得益于许多专家、合作者和同行学者的专长和贡献。

<u>试验版本（2010）:</u>

手稿撰写团队

Vittorio Di Martino　顾问

Nelouise Geyer　顾问

*国际劳动组织（ILO）*

Julia Lear　部门活动部（SECTOR）

Myroslava Protsiv　部门活动部（SECTOR）

Lee-Nah Hsu　工作条件及平等部（WORKQUALITY，国际劳工组织 HIV/AIDS 署 (ILOAIDS)

Laura Addati　工作条件及平等部 (WORKQUALITY)，性别平等及多样性署（GED）

*世界卫生组织（WHO）*

Susan Wilburn　公共卫生及健康问题环境和社会决定因素部，健康环境干预单元 (IHE)

*技术负责人*

Susan Steinman 博士　南非尊严学院

Peet J Steinberg　南非建筑师

Lilian Paramor　南非 Sister Lilian 中心

Mary Higgins　国际助产士协会（ICM），爱尔兰

Fazeela Fayers　南非教育、性别、医院及其他服务人员工会（HOSPERSA）

Alasdair Reid　HIV/ TB 顾问，联合国艾滋病规划署（UNAIDS），瑞士

作者衷心感谢参加 2010 年 7 月 ILO 和 WHO 联合三方专家工作组的所有参与者，以及所有提供评论和建议的人。

*国家试点团队（2011）*

塞内加尔　Cheikh Makébé Sylla，WISE 顾问，塞内加尔达喀尔

Mady Diagne，ILO 萨赫勒大区及西非的亚区办公室，塞内加尔达喀尔

坦桑尼亚　Suleiman C.Mkapa 艾滋病病毒/艾滋病基金会，坦桑尼亚

Annemarie Kiaga，ILO 坦桑尼亚及肯尼亚国家办公室，卢旺达和乌干达，坦桑尼亚达累斯萨拉姆

Frank Muchiri，ILO 东部及南部非洲体面劳动团队，南非比勒陀利亚 ILO 办公室

泰国　Somkiat Siriruttanapruk 博士，公共卫生部，泰国

Susan Wilburn，世界卫生组织，瑞士

**出版（2013）：**

**手稿撰写团队**

Susan Leather 顾问

*国际劳工组织（ILO）*

Christinane Wiskow 部门活动部 （SECTOR）

Lee-Nah Hsu 工作条件及平等部 (WORKQUALITY，国际劳工组织 HIV/AIDS 署 (ILOAIDS)

Lamia Rhoufrani 部门活动部 （SECTOR）

*世界卫生组织 （WHO）*

Susan Wilburn 公共卫生及健康问题环境和社会决定因素部，健康环境干预单元（IHE）

**审阅团队以及 ILO 和 WHO 联合三方专家工作组（2013）：**

Bahira Lotfy 医学系，开罗大学，埃及

Mathias Maucher 健康及社会服务，欧洲公共服务工会联合会（EPSU），比利时

Jadranka Mustajbegovic 医学院，Andrija Stampar 公共卫生学校，克罗地亚

Somkiat Siriruttanapruk 职业性疾病和环境性疾病局，公共卫生部疾病控制部门，泰国

Fazeela Fayers 非教育、性别、医院及其他服务人员工会（HOSPERSA），南非

Janet Asherson 环境、安全和健康，国际雇主组织，瑞士

Susan Maybud 性别平等及多样性处 （GED），工作条件及平等部（WORKQUALITY），国际劳工组织，瑞士

Jon Messenger 包容性劳动力市场、劳动关系和工作条件处（INWORK），工作条件及平等部（WORKQUALITY），国际劳工组织，瑞士

牛胜利 劳动行政、劳动监管和职业安全健康处，管理和三方部（GOVERNANCE），国际劳工组织，瑞士

Laura Addati 性别平等及多样性处（GED），工作条件及平等部（WORKQUALITY），国际劳工组织，瑞士

Mady Diagne 萨赫勒大区及西非的亚区办公室，ILO 达喀尔，塞内加尔

（刘 拓 翻译；张 敏 审校）

# 缩略语表

| | | |
|---|---|---|
| **ACH** | air changes per hour | 每小时换气次数 |
| **AIDS** | acquired immunodeficiency syndrome | 获得性免疫缺陷综合征（艾滋病） |
| **ART** | antiretroviral therapy | 抗反转录病毒治疗 |
| **BBP** | blood-borne pathogens | 血源性病原体 |
| **BCC** | behaviour change communication | 行为改变沟通 |
| **CAT** | computed axial tomography (scanners) | 计算机化轴向断层显像（扫描器） |
| **CDC** | Centers for Disease Control and Prevention | 疾病预防控制中心 |
| **DEHP** | di(2-ethylhexyl) phthalate | 邻苯二甲酸二异辛酯 |
| **DOT** | directly observed treatment | 直接监视治疗 |
| **DR** | drug-resistant | 耐药 |
| **EMAS** | eco-management and audit scheme | 生态管理和审计计划 |
| **EPSU** | European Federation of Public Service Unions | 欧洲公共服务工会联合会 |
| **EtO** | ethylene oxide | 环氧乙烷 |
| **EWCO** | European Working Conditions Observatory | 欧洲工作条件观察组织 |
| **GHWA** | Global Health Workforce Alliance | 全球卫生人力联盟 |
| **GNP+** | global network of people living with HIV | 艾滋病病毒感染者全球网络 |
| **H5N1** | influenza a virus subtype H5N1 (bird flu) | 甲型流感病毒 H5N1 亚型（禽流感） |
| **HBV** | hepatitis B virus | 乙肝病毒 |
| **HCV** | hepatitis C virus | 丙肝病毒 |
| **HCW** | health-care worker | 医护人员 |
| **HCWH** | Health Care Without Harm | 无伤害医护组织 |
| **HIV** | human immunodeficiency virus | 人类免疫缺陷病毒 |
| **HOSPEEM** | European Hospital and Healthcare Employers' Association | 欧洲医院和医护雇主协会 |
| **IC** | infection control | 感染控制 |
| **ICN** | International Council of Nurses | 国际护士理事会 |
| **ICRW** | International Center for Research on Women | 国际妇女研究中心 |
| **ILO** | International Labour Organization | 国际劳工组织 |
| **ILO/AIDS** | ILO programme on HIV and AIDS and the world of work | 国际劳工组织人类免疫缺陷病毒与艾滋病及作业规划 |
| **IPT** | isoniazid preventive therapy | 异烟肼预防性治疗 |
| **IV** | intravenous | 静脉注射 |
| **JICA** | Japan International Cooperation Agency | 日本国际协力机构 |
| **LED** | light-emitting diode | 发光二极管 |
| **MDR** | multi drug resistant | 多重耐药 |
| **MERS-CoV** | middle eastern respiratory syndrome- coronavirus | 中东呼吸综合征 - 冠状病毒 |
| **MSD** | musculoskeletal disorder | 肌肉骨骼疾病 |

| | | |
|---|---|---|
| **NGO** | Non-Governmental Organisation | 非政府组织 |
| **NIOSH** | National Institute for Occupational Safety and Health (USA) | 国家职业安全卫生研究所（美国） |
| **OHS** | occupational health services | 职业卫生服务 |
| **OSH** | occupational safety and health | 职业安全卫生 |
| **OSHA** | Occupational Safety and Health Administration (USA) | 职业安全和卫生署（美国） |
| **PAHO** | Pan-American Health Organization | 泛美卫生组织 |
| **PEP** | post-exposure prophylaxis | 接触后预防 |
| **PPE** | personal protective equipment | 个人防护用品 |
| **POP** | persistent organic polluant | 持续性有机污染物 |
| **PSI** | public services international | 国际公共服务 |
| **PTSD** | post-traumatic stress disorder | 创伤后应激综合征 |
| **PVC** | polyvinyl chloride | 聚氯乙烯 |
| **SARS** | severe acute respiratory syndrome | 重症急性呼吸综合征 |
| **SNA** | Swaziland Nurses Association | 斯威士兰护士协会 |
| **TB** | tuberculosis | 结核病 |
| **UNAIDS** | Joint United Nations Programme on HIV and AIDS | 联合国艾滋病（HIV/AIDS）规划署 |
| **UNDP** | United Nations Development Programme | 联合国开发计划署 |
| **UV** | ultraviolet | 紫外线 |
| **UVGI** | ultraviolet germicidal irradiation | 紫外线杀菌照射 |
| **VCT** | voluntary counselling and testing | 自愿咨询和检测 |
| **VOC** | volatile organic compounds | 挥发性有机化合物 |
| **WHO** | World Health Organization | 世界卫生组织 |
| **WISN** | workload indicators of staffing needs | 员工需求的工作负担指标 |
| **XDR** | extensively drug-resistant | 广泛耐药 |

（刘　拓　翻译；张　敏　审校）

# 改善医护人员工作条件（HealthWISE）介绍

## 什么是HealthWISE?

HealthWISE 表示改善医疗卫生服务的工作条件（Work Improvement in Health Services）。HealthWISE 是由国际劳工组织（ILO）和世界卫生组织（WHO）联合研发的，根据 ILO 改善中小企业的工作条件（Work Improvement in Small Enterprises，WISE）的方法而撰写，WISE 已在 45 个国家成功应用了 20 多年，并适合于多个经济部门。

HealthWISE 旨在为医疗卫生机构提供可操作性的、参与式的并符合成本 - 效益的工具，以改善医护人员工作条件、职业安全卫生、绩效，并提高医疗卫生服务质量。管理者和医护人员可成立一个专门的工作小组，共同努力引入新的改进措施，并使之可持续发展。

> HealthWISE 以**体面劳动**目标而贯穿始终，体面劳动战略目标由 ILO 定义并于 2008 在联合国大会签署。
>
> 体面劳动归纳了一个工作环境的愿景，在这样的环境中收入公平、就业有保障、工作条件安全健康、社会保障在需要时可及。体面劳动不仅是一项基本权利，同时也提高生产力、生产效率，并改善经济保障。
>
> 现行 WHO 和 ILO 针对医疗卫生服务的标准、工具和政策为起草 HealthWISE 提供了一个基础。
>
> HealthWISE 也吸收了公认的模式，如全面质量管理和现有质量改善的补充工具，如 5S 改善方法，该方法越来越多地应用于医疗卫生机构（健康和社会福利部，2009；Hasegawa，Karandagoda，2011）。

HealthWISE 将卫生人力置于焦点位置，并强调卫生人力是提供高质量医疗卫生服务的重点。HealthWISE 鼓励每位医护人员主动参与，不仅将医疗卫生工作场所建设成一个良好的工作场所，也建设成一个备受患者和社区赏识的、高质量的医疗卫生服务环境。

HealthWISE 将行动和培训有机结合。本手册有助于医疗卫生机构启动行动计划并持续采取改进行动，按照以干促学的原则而设计。该行动手册配有一本师资指南，包括对培训课程的指南和工具包。

## HealthWISE是为谁服务的？

在医疗卫生领域工作的任何人，无论工作场所的大小，均可使用 HealthWISE 来改善其医疗卫生操作规程和工作场所。然而，由一个同时代表管理者和医护人员的小组实施 HealthWISE 最为有效；医护人员的代表性应涵盖所有层级和所有部门，因为所有医护人员在改善其工作场所和职业安全卫生操作规程方面均享受有权利，也应当履行职责。

### HealthWISE的方法

HealthWISE 由管理者 - 员工的合作而领导组织，并推广应用 WISE 的核心原则：

- 依赖于当地的实践和资源；
- 专注于成绩；
- 提倡以干促学的方法；
- 鼓励交流。

### 一种“循序渐进”的行动方法

本手册及其配套的师资指南均围绕一个检查表的每个行动指南进行组织。八大模块中的每个模块都制订了关键检查要点，以帮助医疗卫生机构决定相应行动和计划的优先性；下节阐述行动手册的使用说明，同时师资指南包含对师资培训的指南。

### 一个专门小组

ILO 有 20 多年开展 WISE 的工作经验，这些经验显示：管理者和员工共同行动——考虑到管理者和员工之间有互补的作用、责任和经验——在促进体面劳动方面是最有效的。组建小组（为了便于参考，我们称之为 HealthWISE 小组，但如何取名并非重要）会为小组带来益处，包括：阐明最为清晰的改进愿景、对改进过程充满主人翁意识、最有效地实施改进的医疗卫生操作规程。

- 当模块中提到“你”时，主要是指 HealthWISE 小组，但也包括该手册的任何使用者。

### 一个综合性方法

HealthWISE 手册在许多地方都使用了“综合性”一词，在将其与计划和发展相关联之前，我们需要清楚“综合性”的真实含义。一个医疗卫生机构有许多不同的组成部分（单元、功能、任务和责任等），并且像任何机器一样，所有这些部分都需要相互联接和啮合以顺利运转，可使医疗卫生机构有效地提供医疗卫生服务。HealthWISE 的目标旨在帮助医疗卫生机构开发出一项战略愿景和计划，以将医疗卫生机构各自分设的部分相整合，将其作为一个整体的组成部分。如此，一个单元或区域的改变都要考虑其对整体中所有其他部分可能产生的影响，无论是好影响还是坏影响。

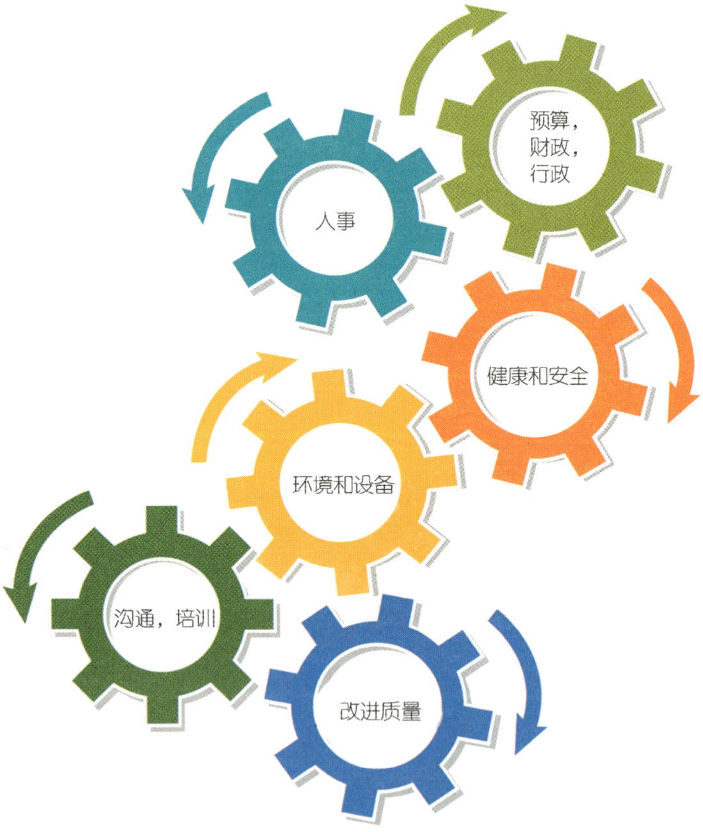


图 Ⅰ.1

**计划一个综合性方法**

在此没有优先层级，是将主要元素相互联结，以完成医疗卫生服务，即为患者提供高质量的医疗卫生服务。

如下范例解释了在实践中所采用的一个综合性方法。

## 行动案例

### 针具安全的一个综合性方法

目前，医护人员经常需要回套针帽。医疗卫生机构想要提高注射的安全性，并改善锐器的安全处理。医疗卫生机构曾经做过改善的努力，但积习难改。此次小组审视了该问题的所有方面：设备、规程、习惯和教育。

引入一个包括所有上述方面的方案，并通过确保改进后的设备和设施来支持该方案的实施。

- 员工通过讨论现行政策的失败或工作习惯开始，这样使他们在需要做哪些改进上形成共识。
- 锐器盒——标识清楚并防穿刺，要安装好，并固定在进行注射之处。
- 引入安全针具。
- 培训员工使用新设备，如果回套针帽不可避免，则提供单手将针帽回套的示范操作；在一个有限期内可能会采用“同伴”系统，以有助于提醒同伴不要回套针帽。
- 通过张贴海报、标识或提供其他可视材料，提醒员工注意新的操作规程。
- 如可能，与相关的员工磋商，评估注射的使用并减少其频率。

已经清楚地认识到，如只引进一个措施，而非采用上述一整套综合性措施，改进措施将很难落实。

（刘　拓　翻译；张　敏　审校）

# 如何使用行动手册

本部分将介绍该手册的内容并展示如何使用该手册。

行动手册涵盖了改善医护人员工作条件 8 个模块的主题。每个模块简要介绍了一个主题及其目标，围绕着主题，每个模块列出了 4~5 个核心检查要点，然后对每个检查要点提供了信息和指南。每个模块中包含良好医护人员职业防护实践的案例、参考文献和进一步阅读材料的网页链接，在一些案例中附有包含特别重要信息的资料卡。

## 各模块概要

### 模块 1：控制职业性有害因素并改善工作场所的安全条件

为了医护人员和患者的利益，应给予安全高度的优先权——一个卫生、安全且没有职业性有害因素的环境对于提供高质量的医疗卫生服务至关重要。该模块着眼于通过实施一个综合性的健康安全管理系统，预防或减少职业性有害因素。后续 4 个模块更详细地检查具体职业性有害因素，这些职业性有害因素既有物理性因素，也有心理因素。

### 模块 2：肌肉骨骼职业性有害因素与工效学解决方法

该模块涉及肌肉骨骼疾病——医护人员在提举对自身而言过重的重物、以难受姿势操作时或进行重复搬运时所产生。肌肉骨骼疾病是导致医护人员伤害和缺勤最常见的原因之一。该模块有助于医疗卫生机构制订一套采取工效学解决方案的计划，而这些工效学解决方案已被证明在一系列医疗卫生机构中是行之有效的。

### 模块 3：生物性职业有害因素和感染控制，特别是关于人类免疫缺陷病毒 (HIV) 和结核病 (TB)

生物性有害因素也代表了一种对医疗卫生部门的根本挑战，并成为医护人员备受关注的健康问题。HIV 的传播及其频繁地同时感染 TB 已导致医疗和护理的特殊困难，工作场所医护人员的这些职业接触也导致工作场所健康医护人员的特别忧虑。该模块涉及全面识别和控制生物性职业危害风险的方法，特别是有关应对工作场所 HIV 和 TB 风险的一些工具。

### 模块 4：应对工作场所中的歧视、骚扰和暴力

本模块所检查的职业性有害因素并非理所当然地被公认的工作场所职业安全风险，但其与感染的威胁或火灾危险的威胁一样真实存在，并且需要坚决而有效地加以预防和控制。该模块着眼于歧视和暴力的 3 个方面：员工遭受患者的歧视和暴力；员工遭受同事的歧视和暴力；患者遭受医护人员的歧视和暴力。

### 模块 5：迈向一个绿色健康的工作场所

最近几十年，从碳排放效应、废弃物管理的挑战，到石油燃料的消耗和水供应，公众的环保意识日益增长。该模块验证了即使一个规模较小的医疗卫生机构也能为减少废弃物和保持资源的可持续性贡献力量，带来潜在的成本节约，并对员工、患者和社区产生积极影响，进而对环境保护有益。

### 模块 6: 医护人员的骨干作用: 招聘、支持、管理和留用

医疗卫生机构如果没有员工就将一无所有了，员工包括职员和管理者、医学的和非医学的。要确保有足够数量的高质量的员工，这代表着一项挑战。评估、支持、告知、培训和激励员工的需求同等重要。该模块有助于医疗卫生机构改善该领域的医疗操作实践。

### 模块 7：工作时间和家庭友好型措施

绝大多数卫生机构需要 24 小时工作，组织安排好医疗卫生服务时间是一项主要职责。该模块有助于制订工作时间方案和操作规程，平衡医护人员在工作场所提供基本的医疗卫生服务与其履行个人家庭责任及对于必要休息的需要。

### 模块 8：设备、物资的选择、储存和管理

确保一套对物料、工具和设备有合适的和高质量的不间断供应，以支持及时的、有效的医疗卫生服务。该模块将选择、储存和安全处理设备及供应相联结，鼓励医疗卫生机构以一种综合性方式为其制订计划。

我们希望本手册中的建议和良好医疗卫生职业防护操作实践可为所有医护人员和管理者提供有用的阅读材料。然而，为了获益最多，有必要提出**一套有计划的实施方法**（图 I. 2），包括将卫生人力作为一个整体，并迈向系统性和持续性的改进。

这项按计划的 HealthWISE 实施过程的方法——如何开始、计划、采取行动、监测和持续改进——已分解为循序渐进的实施步骤。

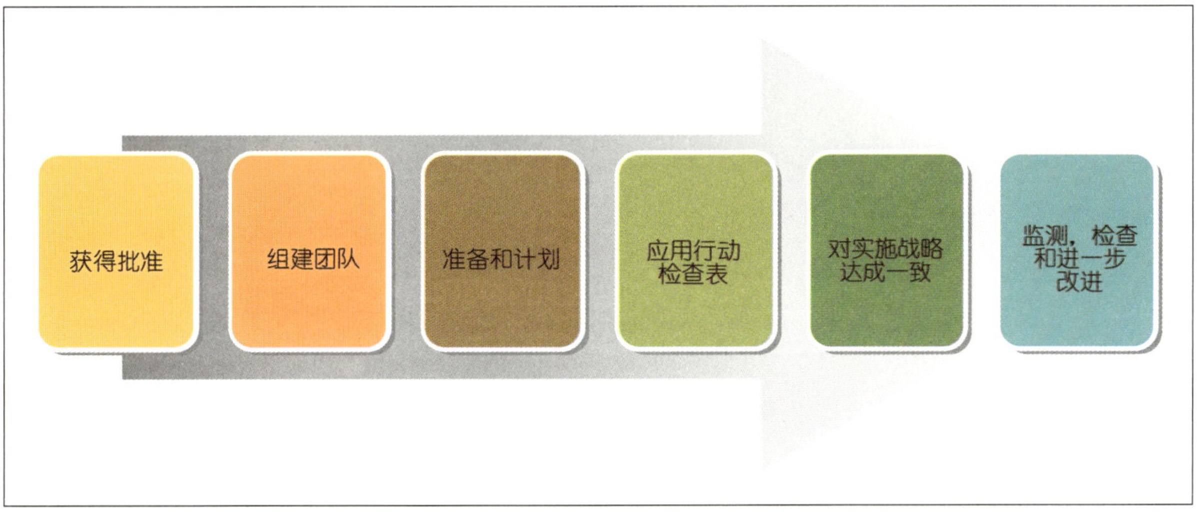


图 I. 2

**按计划好的方法开展持续改进**

## 步骤1：获得授权

将HealthWISE引入其工作场所的个人或委员会，首先需要得到负责人或团体的许可。这可能要求对你的单位做些宣传工作；重点应当突出投入可获得收益，并且已经准备好一些案例研究作为佐证。这不仅仅是为了获取许可，如果能获得管理层积极的承诺和不懈的支持，将极大地有助于成功地实施改进后的操作实践。

## 步骤2：组建团队

组建一个新团队似不大可能，但是值得我们考虑的是，成立新团队在分摊工作负担及有助于交流协调方面的优势。另外，一个现有团队，如职业安全健康委员会，可能正在进行必要的质量改进任务。如将所有责任压在一个人身上，要确保其身后有不同单元的核心人员提供支撑，并且可以将不同单元的核心人员集合在一起，进行成果和反馈的临时交流。

如要建立一个团队，确保其尽可能有广泛的代表性。这可能会激发更多的想法，有助于工作场所中各级和各部门的交流，并促进实施更多综合的、协调的改进。应考虑邀请技术人员及护士、管理者及医生和主要利益团体的代表如职业安全健康委员会、工会或员工委员会及管理层参加——但是人不要太多，以避免难以管理。

- 重要的是利用现有构架，通知所有相关团体和个人，并鼓励协同增效而非重复建设。

## 步骤3：准备和计划

引入和实施改进措施的过程涉及做好充分的准备并制订良好的计划。不要急于采取行动；花些时间收集信息、磋商、反馈和计划是值得的。

下节中的检查表有助于确定何处需要采取行动及哪些是需要优先进行的。也能通过首先阅读模块，以熟悉问题并使自己做好准备，这样使用检查表时就有更多的背景知识。我们建议在一个较长的时间内应用所有模块，但是需要决定哪个模块最为有用，应首先采用。这完全取决于医疗卫生机构或工作场所的特殊需求，因此，在团队中讨论如下问题会有帮助。

- 认为现阶段哪些技术领域或工作区域最需改进?
- 考虑到可用的人力和财力资源，从何处起步最为简单?

对于每个问题的答案可能会有所不同，团队中应当权衡两个问题的答案并选择行动的领域（步骤5）。

## 步骤4：开始使用检查表

下节中的检查表是评估医疗卫生行业工作场所的起点。该检查表是一个简单工具，用于帮助识别工作场所中问题、空白点和需求，然后决定哪些地方需要采取行动及何处是优先领域。对于团队而言，检查表简明易用，员工可以从总体上理解检查表，鼓励通过磋商和协作的方法引入改进措施。检查表与每个模块中相应的检查要点相一致。在页面上每个检查要点后面都留有书写可能采取行动的画线。

**重要提示：请根据实际情况采纳检查要点——这是你的医疗卫生机构的工具，其必须要符合你单位的实际情况。**

## 如何使用 HealthWISE 检查表

该检查表是一个评估医疗卫生行业工作场所的工具。如果参加了 HealthWISE 的培训则有帮助，但培训并非必须。

该检查表不是为了评判一个医疗卫生机构，只是为了帮助其制订改进计划，它提供一个改进的起点。

1．确定需要改进之处。

2．计划和监测改进。

3．发现良好的改进实践。

该检查表中的问题可能需要你或你的小组简单观察工作条件——如实验室长凳的高度或除颤仪的可及性——或需要与相关员工进行更细致的讨论。也要确保员工安心，保证他们不会被评判；与此相反，在识别问题、空白点和机会方面，他们的观点和意见弥足珍贵。

## 步骤 5：制订一项综合性战略以实施改进措施

在使用检查表之后，对哪些地方需要采取行动应有一个更加清晰的概念。实施战略是一个采取改进措施的行动蓝图。从评估检查表中在“你建议采取什么行动？”下写出建议采取该行动的所有要点开始，在认为有较高优先性的行动要点及已有可行解决措施行动的“优先”栏里面“打钩”。在优先性的顺序和所确定必要的措施方面与 HealthWISE 小组和员工达成一致意见。指定一人或一个团队负责，并做出一个一致同意的时间进度安排。如何引入并使新的改进措施可持续发展依然是一个重要决定，因此要从最可行的改变入手，并提出切实可行的改进目标和指标。

如果将改进措施纳入现有的组织结构和规程中，则会更易于长时间维持改变（图Ⅰ.3）。

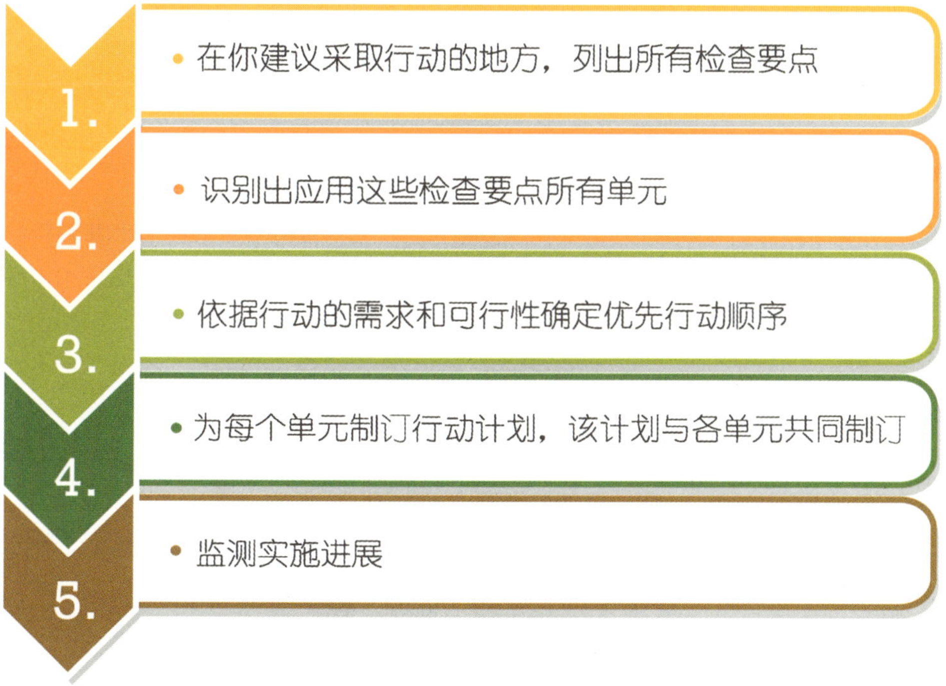


图Ⅰ.3

**如何实施可持续性的改变**

在医疗服务单元或部门层面可制订如下行动计划。

- 告知员工并动员他们参加。
- 员工参加与 HealthWISE 小组或协调者的磋商，该磋商的重点是该检查表涵盖的技术领域——在目标和优先性上达成共识。
- 员工提出一项行动计划的草案——核心要素是建议采取的行动、时间进度、责任人和预期结果（可采用或根据情况改用如下模表）。
- 员工推选一个人或小团队来监测进展，并向 HealthWISE 小组报告进展。

**在坦桑尼亚健康中心开展 HealthWISE 试点的行动计划和实施案例**

| s/n | 目标区 | 挑战 | 活动 | 时间范围 | 资源 | 花费 | 资金来源 | 责任人 | 评论 |
|---|---|---|---|---|---|---|---|---|---|
| 01 | OPD | 没有根据需要正确地安排设备 | 重新放置 / 安排设备 | 24 小时 | -kwa-mtoro RHC 员工<br>-HealthWISE TOT | Tshs0/- | 无 | 全体员工 | - 成功完成任务<br>- 添置安全箱 |
| 益处： | | | | | | | | | |

改进前

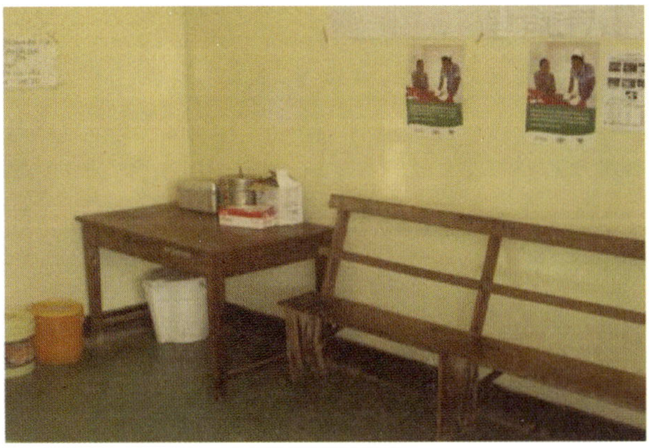

改进后

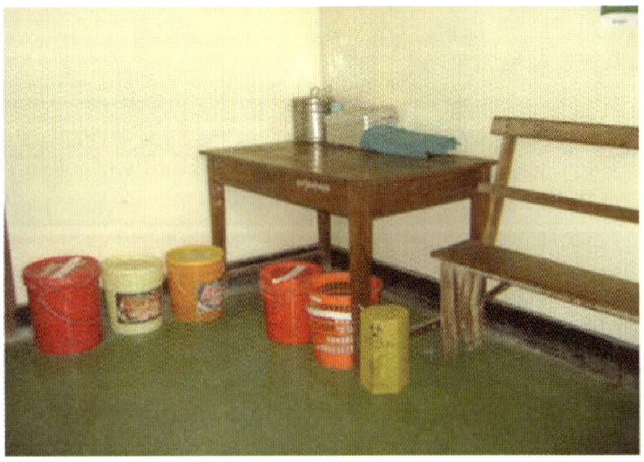

源自: *Health wise-field visit and workshop report, 2011*

**行动计划：建议的表格**

单元名称

| 技术领域 | 问题描述 | 改进行动建议 | 完成时间 | 责任人 | 所需事物 | 现有状态[日期][1] |
|---|---|---|---|---|---|---|
| | | | | | | |
| | | | | | | |
| | | | | | | |
| | | | | | | |

注：1为节约时间，可用记号标注，如：*表示已开始，**表示正在进行，***表示已完成。

**行动计划案例：**HealthWISE**试点医院，达喀尔塞内加尔，**2011

| 技术领域 | 问题描述 | 改进行动建议 | 完成时间 | 责任人 | 所需事物 | 现有状态[日期][1] |
|---|---|---|---|---|---|---|
| 员工的管理和激励 | 没有正式的描述员工的职责和活动 | 更新并概述工作描述<br>• 召开信息会<br>• 评估任务<br>• 完成工作描述<br>• 分享工作描述并使之生效<br>• 打印并分发工作描述<br>• 追踪 | 2011年10月 | 人力资源部门 | 员工的时间<br>人力资源部门人员<br>计算机<br>纸张和打印机墨盒 | *已开始 |
| 职业性有害因素的管理 | 员工对HIV和AIDS及其传播途径缺少足够的知识 | 组织员工参加HIV和AIDS的培训<br>• 知情管理<br>• 经费预算<br>• 发布正式通告告知员工<br>• 开展培训 | 2011年11月 | 职业健康医生<br>感染控制人员<br>质量保证人员 | 员工有时间参与培训<br>培训的房间 | *已开始 |

***源自：*** *Adapted from Diagne M, Sylla CM (2012). HealthWISE Project Pilote au Sénégal-Rapport Final. Dakar: Bureau international du Travail*

### 步骤 6：监测、评估并持续改进

从一开始就将监测纳入实施战略，因为追踪进展并评估其实施的影响，对于彰显行动效果、鼓励人们继续前行很重要。选择一些指标帮助追踪进展，每个模块都选择一些特异性指标，举例如下。

- 因为过期而被丢弃的药品的减少量（模块 1）。
- 减少缺勤 / 降低员工流失率（模块 2、 3、7）。

> **要拍照！**
>
> 在使用检查表巡视工作场所期间要拍照，以显示采取干预前所关注问题的现状。采取改进行动后再次拍照。
>
> 这是一个表明成果的有力方式；可鼓舞所有参与人员的士气并鼓励其他人支持更进一步的改进措施。

## 为改善而改变

### 全员支持改变

使用该检查表并与员工就结果进行磋商是一个提高跨部门员工和管理者意识的重要步骤。这有助于他们更容易理解改变的动议，并激励他们确保这些改变发挥作用。

当他们不了解改变的目的时，如果他们担心改变对他们的就业或收入有负面影响，或者预期如改变失败会受到处罚，就会抵制改变。正是因为这样的原因，我们一贯将重点置于需求的磋商和合作上——如果员工和管理者有助于塑造这些事关他们的并能拥有成果的这些改变，则下决心做出这些改变。

各种恐惧应得到直接表达，并彰显各种改进的益处。邀请大家提建议出主意，并确保医护人员知道向谁报告问题。员工及其代表都应参与预备讨论，讨论工作量或工作困难、工作安全、工资、责任水平并监督安排等可能产生的后果。

确保对医护人员在改进过程中所付出的努力有正面反馈。团队本身应当密切关注进展，赞扬进步，消除障碍并对任何走老路的趋势积极应对。努力确保将管理作为一个整体也是对改进过程的积极支持。

> **肯定式探询（appreciative inquiry）**
>
> 你可能也想考虑一个组织开发的方法，该方法对于我们准备该行动手册有所帮助，并能帮助实施医疗卫生机构落实所选择的改进措施，这就是众所周知地称之为肯定式探询——可探查医疗卫生机构之所想。
>
> 该模型假定我们要提的问题把我们的注意力聚焦于一个特定方向，其中的大多数方法是先评估一个现状，然后突出解决问题的措施，这些方法都是基于缺陷模型。他们的问题，诸如“有什么问题？”、“哪里有问题？”或“需要解决哪些问题？”。该方法的危险在于将过多的重点放置在实际能导致他们变得更加糟糕或阻碍改进的功能障碍上。
>
> 肯定式探询采取一种不同的方法，其以这样的信念开始：每个组织和组织中的每个人都有可依赖的积极面。该方法询问诸如此类问题：“哪些能起到作用？”、“现在正在进行的工作中好的一面是什么？”、“哪些方面我们能做得更好？”。该方法证明当激励一个组织中所有的成员理解并珍惜该组织文化中最美好的特征时，就能让组织快速进步。

# 起草、达成并实施一个工作场所的政策或协议

许多模块建议对具体区域制订一项政策作为指导和监督行动的一种方法，如职业安全卫生、对孕期妇女的保护或歧视。

### 一项工作场所政策或集体协商一致

- 提供一个书面承诺声明和一个行动框架。
- 拟定一项行为准则，为监督员和管理者提供指南。
- 帮助医护人员理解他们的权利和职责。

这一方法可能并不是你所在国家的标准，举例如下。

- 可能是国家或行业制订的政策，非针对具体工作场所的。
- 工作场所可能建立规程或协议以指导实践，而非政策。

因此，下面所提供的指南可能并非相干，但我们仍建议在特定区域采取行动要考虑一项政策性声明或书面的承诺所产生的影响，尽管可能简短。

### 政策的形式

应通过雇主与劳动者合作制订一项政策，政策可能非常简短。例如一项简短的承诺声明，如“工作场所禁止吸烟”，或“本医疗卫生机构对攻击医护人员、患者、探视者或其他人员的暴力事件零容忍”。

政策可能是某项特殊主题的一项详细的政策或协议，如针对 HIV 和 AIDS，或是已制订更广范的政策或协议的一部分。

**Ⅰ. 一般陈述**

政策应以相关主题的一个一般陈述或介绍开始，应满足医疗卫生机构和现行法律/政策之需。

**Ⅱ. 政策框架和一般原则**

该政策建立一些基本原则，作为其他条款的基础，强调采取行动的需求。

**Ⅲ. 特殊条款**

该政策包括的有关特殊要求的条款。

**Ⅳ. 执行和监督**

列出使政策付诸实践的步骤，注意建立组织机构并明确职责人。

## 制订工作场所政策的步骤

制订一项工作场所政策包括以下步骤：

1．书面记录就某项主题达成的一致意见。

2．准备一个工作计划。该计划制订程序必须包括管理者、一线医护人员及劳工代表的参与和支持。

3．收集全员和管理者的信息，并确定其需求。

4．检查国家法律、相关法规或议定书。

5．详细写下政策。

6．利益相关方就政策进行磋商，并据此进行政策修订。

7．该政策获得批准。

8．宣传政策，并确保全员知晓。

9．起草政策贯彻落实行动计划，计划应有明确的时间进度安排，且全员职权清晰。

10．定期监督检查是否需要修订或者扩展政策。

（刘　拓　翻译；张　敏　审校）

# 参考文献


- Hasegawa, T.; Karandagoda, W. (Eds). 2011. *Change management for hospitals through Stepwise Approach, 5S-Kaizen-TQM*
  Available at: http://www.jica.go.jp/activities/issues/health/5S-KAIZEN-TQM/pdf/text_e01.pdf
- Ministry of Health and Social Welfare, Tanzania. 2009. *Implementation guideline for 5S-CQI-TQM approaches in Tanzania: "Foundation of all quality improvement programme".*
  Available at: http://www.jica.go.jp/activities/issues/health/5S-KAIZEN-TQM/pdf/guideline.pdf

# HealthWISE 检查表

# HealthWISE 检查表

该检查表是实施这本HealthWISE过程的第一步，检查表是一种工作场所识别和优选改进行动领域的评价工具，是为医疗卫生机构在实施巡检时填写而设计。

最好由卫生机构中负责不同类型工作任务的人填写，如员工和管理人员可在一个小组中完成该评估表或独立填写，然后以小组的形式讨论如何应对所填写的结果。这种参与式方法可提供多种视角，并为分析可能的解决方案提供更为广泛的综合性基础。

首先，使用该调查表将会让读者了解建议采取行动的领域概貌，并有助于确定优选哪些行动。这些优选行动将会用于指导制订改善计划。

## 准备工作

- 准备数量足够的评估表，让每个人 / 每个小组都能独立填表。在开始评估前，阅读检查表中的问题。
- 确保提供相机，便于对良好操作实践的案例和关心的事项进行拍照，并在采取改进措施后再拍一次照片。这些前后对比的照片将是改进成果可视化的强有力的工具。可视化成果会激发并鼓励每个人持续前行，也能说服决策者或资助者提供支持。良好职业卫生实践的照片也能作为案例，用作启发其他单元的解决方案。

## 如何使用该检查表

1

明确需要评价的主题或工作区域。

在一个小型医疗卫生机构中，可以评价全部的工作场所。在一个较大的医疗卫生机构中，应明确需要单独评价的具体工作区域。

2

通读检查表，并花费些时间在工作区域巡视，拍照和（或）详细记录关心的主题或良好实践的模式。当需要了解更多信息时，询问该单元的医护人员，从他们的经验中获得。

3

仔细地考虑每个问题。

依据你的观察和所获得的信息，勾选“是”或“否”。

**勾选“是”**，表示问题中描述的情况或措施在工作场所中存在。尽管，仍然可考虑采取措施进行改进。

4

**勾选“否”**，表示问题中提及的情况或措施在工作场所中不存在。在这种情况下，需要采取行动确保问题中提及的情况或措施得到执行。

5

在“你建议采取什么行动？”的项内：写下关于行动和改进措施的好招和建议。

6

在考虑有较高优先权及已有可行解决方案的一个行动后勾选“优先”方框。

一旦完成了填表，标记出检查表中所有勾选“优先”方框的检查要点，商定一个优先顺序，然后确定出必要的改进措施。

7

讨论并制订一个行动计划：从最可行的改进着手，并设定能够到达的目标。商定一个时间进度表并分配责任。尽量改进现行组织结构和规程。

# HealthWISE 检查表

| 评价信息 | |
|---|---|
| 医疗卫生机构名称 | ………………………………………………………………………… |
| 评价单元/工作区域 | ………………………………………………………………………… |
| 评价者/团队名称 | ………………………………………………………………………… |
| 评价时间 | ………………………………………………………………………… |

## 模块 1：
## 控制职业性有害因素并改善工作场所的安全条件

| | | | |
|---|---|---|---|
| 1.1 | 是否定期识别和评估工作场所职业性有害因素？<br>（包括物理性、化学性、生物性、工效学和精神性有害因素） | ➜ | □是 □ 否 |
| | 你建议采取什么行动？<br>建议：………………………………<br>………………………………<br>……………………………… | | □优先 |
| 1.2 | 是否采取措施控制职业性有害因素并改善安全条件？ | ➜ | □是 □ 否 |
| | 你建议采取什么行动？<br>建议：………………………………<br>………………………………<br>……………………………… | | □优先 |
| 1.3 | 是否促进支持事件报告和疾病信息披露的“无问责”文化？ | ➜ | □是 □ 否 |
| | 你建议采取什么行动？<br>建议：………………………………<br>………………………………<br>……………………………… | | □优先 |
| 1.4 | 是否建立一个工作场所安全卫生预防和管理体系？包括职业性有害因素预防和控制及提供职业卫生服务？ | ➜ | □是 □ 否 |
| | 你建议采取什么行动？<br>建议：………………………………<br>………………………………<br>……………………………… | | □优先 |

## 模块 2：
## 肌肉骨骼职业性有害因素与工效学解决方法

| | | |
|---|---|---|
| 2.1 | 是否定期评价、识别和预防因抬举及转运患者或设备所产生的工效学有害因素？ | → ☐是 ☐ 否 |
| | 你建议采取什么行动？<br>建议：……………………………………<br>……………………………………<br>…………………………………… | ☐优先 |
| 2.2 | 设备和医疗卫生操作规程是否适于减少提举、推和拉重物？ | → ☐是 ☐ 否 |
| | 你建议采取什么行动？<br>建议：……………………………………<br>……………………………………<br>…………………………………… | ☐优先 |
| 2.3 | 工作空间的设计是否可减少紧张、重复性动作和不良姿势？ | → ☐是 ☐ 否 |
| | 你建议采取什么行动？<br>建议：……………………………………<br>……………………………………<br>…………………………………… | ☐优先 |
| 2.4 | 是否开展提高医护人员良好工效学实践意识的活动和员工培训（如提举设备的技巧训练）？ | → ☐是 ☐ 否 |
| | 你建议采取什么行动？<br>建议：……………………………………<br>……………………………………<br>…………………………………… | ☐优先 |

## 模块 3：
## 生物性职业有害因素和感染控制，特别关注HIV和TB

| | | |
|---|---|---|
| 3.1 | 是否制订日常定期识别和评价工作场所中的生物性有害因素的规程？ | → □是 □ 否 |
| | 你建议采取什么行动？<br>建议：………………………………<br>………………………………<br>……………………………… | □优先 |
| 3.2 | 是否采取措施预防和控制血源性病原体(如HIV和乙型病毒性肝炎)？ | → □是 □ 否 |
| | 你建议采取什么行动？<br>建议：………………………………<br>………………………………<br>……………………………… | □优先 |
| 3.3 | 是否保护医护人员、患者和来访者免于接触经空气传播中的职业性有害因素，如TB？ | → □是 □ 否 |
| | 你建议采取什么行动？<br>建议：………………………………<br>………………………………<br>……………………………… | □优先 |
| 3.4 | 在工作场所是否实施一项综合性的HIV和TB预防和关怀项目？ | → □是 □ 否 |
| | 你建议采取什么行动？<br>建议：………………………………<br>………………………………<br>……………………………… | □优先 |

## 模块 4：
## 应对工作场所发生的歧视、骚扰和暴力

| | | |
|---|---|---|
| 4.1 | 是否采取行动保护医护人员免受暴力侵袭？ | → □是 □ 否 |
| | 你建议采取什么行动？<br>建议：……………………<br>……………………<br>…………………… | □ 优先 |
| 4.2 | 是否采取具体措施应对羞辱感与歧视？ | → □是 □ 否 |
| | 你建议采取什么行动？<br>建议：……………………<br>……………………<br>…………………… | □ 优先 |
| 4.3 | 是否开展提高医疗卫生机构的工作场所中预防暴力问题的意识活动和培训？ | → □是 □ 否 |
| | 你建议采取什么行动？<br>建议：……………………<br>……………………<br>…………………… | □ 优先 |
| 4.4 | 单位是否承诺建立一个制度公平，并受人尊敬的工作场所？ | → □是 □ 否 |
| | 你建议采取什么行动？<br>建议：……………………<br>……………………<br>…………………… | □ 优先 |

## 模块 5：
## 迈向一个绿色健康的工作场所

**5.1** 是否采取适当的措施识别、评估和减少环境健康危害？ → □是 □ 否

你建议采取什么行动？

建议：……………………………………………………………………

……………………………………………………………………

…………………………………………………………………… □ 优先

**5.2** 是否采取节水措施？ → □是 □ 否

你建议采取什么行动？

建议：……………………………………………………………………

……………………………………………………………………

…………………………………………………………………… □ 优先

**5.3** 是否采取措施评价并提高能效？ → □是 □ 否

你建议采取什么行动？

建议：……………………………………………………………………

……………………………………………………………………

…………………………………………………………………… □ 优先

**5.4** 医疗卫生机构是否有绿色战略？ → □是 □ 否

你建议采取什么行动？

建议：……………………………………………………………………

……………………………………………………………………

…………………………………………………………………… □ 优先

## 模块 6：
## 医护人员的骨干作用：招聘、支持、管理和留用

| | | |
|---|---|---|
| 6.1 | 是否根据医护人员需求制订长期规划，并配有明确工作描述？ | → □是 □ 否 |
| | 你建议采取什么行动？<br>建议：……………………………………<br>……………………………………… | □ 优先 |
| 6.2 | 是否为医护人员配备必要的盥洗、更衣、休息和用餐设施？ | → □是 □ 否 |
| | 你建议采取什么行动？<br>建议：……………………………………<br>……………………………………… | □ 优先 |
| 6.3 | 是否提供非货币性福利及在职培训？ | → □是 □ 否 |
| | 你建议采取什么行动？<br>建议：……………………………………<br>………………………………………<br>……………………………………… | □ 优先 |
| 6.4 | 是否提倡沟通、团队合作和支持性监管？ | → □是 □ 否 |
| | 你建议采取什么行动？<br>建议：……………………………………<br>……………………………………… | □ 优先 |
| 6.5 | 是否制订合适的合同规程、申诉程序和处罚制度，并确保在执行过程中透明、平等？ | → □是 □ 否 |
| | 你建议采取什么行动？<br>建议：……………………………………<br>……………………………………… | □ 优先 |

# 模块 7：工作时间和家庭友好型的措施

7.1 管理好工作时间是否可减少加班，并尽量减少无规律的工作时间表？ → ☐是 ☐否

你建议采取什么行动？

建议：……………………………………………………………………

……………………………………………………………………

…………………………………………………………………… ☐优先

7.2 是否确保所有员工有足够的休息时间，并且将加班时间保持到最短？ → ☐是 ☐否

你建议采取什么行动？

建议：……………………………………………………………………

……………………………………………………………………

…………………………………………………………………… ☐优先

7.3 是否采用弹性工作时间和休假安排？ → ☐是 ☐否

你建议采取什么行动？

建议：……………………………………………………………………

……………………………………………………………………

…………………………………………………………………… ☐优先

7.4 安排工作时间计划时，是否统筹考虑员工的家庭和社会责任？ → ☐是 ☐否

你建议采取什么行动？

建议：……………………………………………………………………

……………………………………………………………………

…………………………………………………………………… ☐优先

7.5 是否提供产期保护和产假，包括安排母乳喂养相关事项？ → ☐是 ☐否

你建议采取什么行动？

建议：……………………………………………………………………

……………………………………………………………………

…………………………………………………………………… ☐优先

## 模块 8：
## 设备、物资的选择、储存和管理

| | | |
|---|---|---|
| 8.1 | 是否根据所有部门的需求制订采购设备、物资计划，以满足其需求？ | → □是 □ 否 |
| | 你建议采取什么行动？<br>建议：……………………………………<br>……………………………………………… | □优先 |
| 8.2 | 在能购买到和可负担的基础上，是否选择最安全和最适宜的设备？ | → □是 □ 否 |
| | 你建议采取什么行动？<br>建议：……………………………………<br>……………………………………………… | □优先 |
| 8.3 | 是否提供稳固的、安全的、标识清楚的空间储存所有物件？ | → □是 □ 否 |
| | 你建议采取什么行动？<br>建议：……………………………………<br>……………………………………………… | □优先 |
| 8.4 | 是否建立一套库存量盘点及维护系统，并包含有害因素控制？ | → □是 □ 否 |
| | 你建议采取什么行动？<br>建议：……………………………………<br>……………………………………………… | □优先 |
| 8.5 | 是否对员工进行设备安全使用和维护的培训，特别是新产品或新模式的培训？ | → □是 □ 否 |
| | 你建议采取什么行动？<br>建议：……………………………………<br>……………………………………………… | □优先 |

（刘 拓 翻译；张 敏 审校）

## 模块1:

# 控制职业性有害因素并改善工作场所的安全条件

工作环境的卫生安全是医护人员和患者的基本保障，并且医护人员在一个安全而有保障的环境中工作，才能提供最优的医疗卫生服务。

预防是职业安全卫生（OSH）的第一要则：如果对事故进行预防，则可保证员工福祉、提高或保持生产效率，并且能避免因事故导致的经济损失。在不能完全预防职业危害之地，预防目标应是降低职业健康安全风险，并有效和公正地处理好任一风险所产生的后果。

因为在任何医疗卫生服务中，患者医疗护理都处于优先地位，许多人不考虑医护人员自身的健康需求，但医护人员也接触许多与工作有关的职业性有害因素。

> 加拿大 34 种职业中护士的缺勤天数位居第二（加拿大 2012 年统计数据）。在爱尔兰，医疗卫生部门疾病发生率仅次于农业作业人员，居第二位（EWCO，2010 年）。

建立一个综合性的系统对于处理此类风险最为有效；在实际操作中，建立一个安全卫生管理体系是职业安全卫生的**第二要则**。

**本模块的目标**旨在帮助医疗卫生机构：

- 识别和评估工作场所的职业性有害因素。
- 建立一个职业危害预防控制体系。

需检查以下几类职业性有害因素：

- 物理性有害因素（如噪声、X 线）。
- 化学性有害因素（如清洁剂、含细胞毒素药物）。
- 生物性有害因素（如血液、空气飞沫）。

工效学或工作设计职业性有害因素（如抬举患者、重复性动作）。

- 职业紧张和心理性职业性有害因素（如歧视和暴力）。

本模块在上述问题中选取了一些重要问题，目的是对主要职业性有害因素和工作场所安全卫生体系（检查要点 1.4）进行全面概述，下文重点将对这些职业性有害因素中的 4 个方面进行更具体的阐述。医护人员职业安全卫生的最大挑战是工效学和生物性职业有害因素。**模块 2** 调查了医务人员——特别是护士、助产士、护理人员和护工——最频繁发生的职业安全卫生问题，结论是肌肉骨骼紧张和伤害。**模块 3** 关注生物性有害因素，特别关注 3 种会对个人和工作场所造成特别严重后果的生物性有害因素：HIV、TB 和肝炎（病毒）。**模块 4** 讨论心理压力，而**模块 5** 阐述了迈向一个“绿色”健康工作场所的益处，特别强调废弃物管理，这可降低由化学性和生物性职业有害因素所致的部分风险。

**根据实际情况运用本模块**

不是每个工作场所都面临所有职业性有害因素，使用检查表作为基础，识别所在工作场所最严重的职业危害风险。可能认为管理这些风险成本花费太多，但改变员工观念及单位文化是最有效的应对措施，并不需要任何花费，这样，健康和安全理念深入人心，所有员工都会小心潜在的职业危害风险，并想方设法加以预防；并且，需要牢记的是，从长远来看，不采取职业危害预防控制行动则要付出更高代价。

## 模块1检查要点

| | |
|---|---|
| 1.1 | 识别和评估工作场所职业性有害因素 |
| 1.2 | 采取措施控制职业性有害因素并改善安全条件 |
| 1.3 | 促进鼓励和支持职业安全卫生相关事件报告的“无问责”文化 |
| 1.4 | 为工作场所建立一个职业安全卫生预防和管理体系 |

（李文捷　翻译；张　敏　审校）

# 检查要点1.1

## 识别和评估工作场所职业性有害因素

### 原因简析

危害意味着危险，任何人都不应在一个有潜在危险的地方工作。

不管在人力还是财力上，不作为都要付出昂贵代价，但是要求对职业性有害因素及其风险进行充分了解，在此基础上才能采取适当预防控制措施。本检查要点阐述了在职业安全卫生计划中两个彼此关联的重要阶段：控制危害取决于对危害的识别，所以第一步是识别职业性有害因素；第二步是**评估**风险**类型**和**严重程度**。

注意：检查要点1.2讨论控制职业性有害因素的措施。

### 改进方法

**1. 识别职业性有害因素**

- 从员工的反馈中获取有关职业性有害因素的最有价值信息，因为他们具备对设备和医疗操作的实际动手经验，但最有用的是联合采用多种方法。
- 使用伤害和疾病记录——回顾劳动者的赔偿数据，检查发病率、机制、伤害的原因及组织机构的成本。应注意对医学数据进行保密，因此应与负责保密工作的员工商定一个尊重保密性的办法，要么确保匿名使用数据，要么使用公开数据（如员工赔偿数据）。
- 在工作场所开展巡检调查、监察或安全审计，评估组织机构的职业安全卫生体系。确保得到部门主管（包括职业安全卫生代表）的许可，并充分告知员工。
- 调查工作场所事故及“事故险情”的报告情况——在某些情况下，一个事故可能由一种以上职业性有害因素所致。

了解不同类型的有害因素，参考师资指南资料卡2.1中给出的例子思考——工作场所中存在哪种职业性有害因素？

**2. 风险评估**

风险评估包括两个主要方面：根据有害因素的影响及风险发生的可能性评估风险的严重程度。可以一张简单的表格（见下表）为基础，为每个用人单位的工作团队制订一张表格，用于填写记录。不能只考虑现有风险，也要考虑将来可能出现的问题，例如，购置了新设备或改变了医疗操作程序等。调查那些可能尚未报告、但会导致风险的隐秘性问题，工作团队成员应再一次讨论员工担心的问题，以便获得一个工作场所职业性有害因素的全貌。

**工作场所职业性有害因素评估表**

评估日期：……………………………………………………

实施人：……………………………………………………

部门：……………………………………………………

所识别的职业性有害因素：……………………………………

……………………………………………………………………

| 发生的频率/发生的可能性 ▸<br>导致的后果 ▾ | 经常/非常可能* | 有时/很有可能 | 很少/不太可能 |
|---|---|---|---|
| 死亡 | | | |
| 严重伤害/疾病 | | | |
| 中度伤害/疾病 | | | |

*根据同类事故发生的平均数量给出每年事故发生的基准数。

## 提醒

**职业性有害因素**是对员工和患者健康潜在的伤害或不利健康的影响；在工作场所中和工作场所附近可能导致任何人发生伤害或不健康的任何事都是一种职业性有害因素。

**风险**是在工作场所中或工作场所附近可能导致任何人伤害或不健康的职业性有害因素发生的可能性。风险的水平随着职业性有害因素的严重程度、持续时间和发生频率的增加而增加。

**接触**发生在一个人接触到一种职业性有害因素发生时。

例如，噪声是一种职业性有害因素，噪声聋是其风险。可以通过将人和产生噪声的机器隔离或为接触噪声的人佩戴听力保护装备来预防接触噪声。

在实验室中所使用的有毒化学物质是一种职业性有害因素，中毒是其风险。可以通过使用其他化学物质替代，使用适合的容器及橱柜安全存储或使用个人防护用品（PPE）来预防接触有毒物质。

（李文捷　翻译；张　敏　审校）

# 检查要点1.2

## 采取措施控制职业性有害因素并改善安全条件

### 原因简析

- 一旦识别并评估了职业性有害因素，唯一合理的就是采取适当的措施管理这些职业性有害因素，改善工作场所的安全条件。
- 如所在的工作场所未采取所有能够采取的措施，将造成人力和财力两方面资源的损失。

### 改进方法

1. 知晓有关职业安全卫生的国家法律法规、国际指南（见检查要点 1.4），以及工作场所卫生安全的趋势和进展情况。建议由职业安全卫生专业人员提供技术指导并帮助培训团队。

2. 按照下述方法对不同类别的职业性有害因素采取预防控制措施，从工作场所已识别为高风险的职业性有害因素开始采取防控措施，不管其是经常导致小问题还是间或酿成大问题。

#### 1. 2.1. 物理性有害因素

- **避免极端温度**，这对患者和员工都有利。对劳动者来说，“热源地点”包括厨房、蒸煮室及洗衣房。为了降低高温的影响，应采取以下措施。

  - 将苦累工作安排在一天中最凉爽的时间，并容许劳动者频繁在凉爽区域短暂休息。
  - 安装或改进通风措施，提供风扇。
  - 提供清凉饮用水。
  - 提供凉爽区域以供短暂休息。
  - 培训劳动者识别并报告热紧张症状。

**厨房中热物的安全处理**

**现状：**2008 年，泰国 13 家公立医院评价了所有工作区域的卫生安全有害因素。他们认为劳动者卫生安全风险最严重的地方是医院的厨房区域。员工在搬运热的及重的物件时会发生烫伤和其他人身伤害。

**采取的行动：**当需要将热的物体从炉上转移然后搬运至其他工作台及病区时，提供一个手推车，用以放置热物件。

**结果：**员工人身伤害减少。

**成本和可持续性：**这种干预措施花费很少，且仍在持续使用。

*来自泰国卫生部职业与环境疾病局 Somkiat Siriruttanapruk 研究院的个人交流，2010 年 6 月。*

- **改善通风：**通风意味着用室外新鲜空气置换室内污染空气——这与空气在封闭空间内部循环（改善舒适的温度）意思不同。通风用于降低高温的影响，并有助于处理一些化学性和生物性有害因素。鼓励打开窗户进行自然通风，特别是房间对面的窗户，打开后可进行对流通风。模块 3 就通风与预防结核病的关系给出了更全面的指导。

- **保证充足的照明：**改进照明方面的研究显示，当提供充足的照明时，绩效可提高 10%，而错误率则下降 30%（Hunter，2009 年）。低成本措施包括更好地利用自然光（如保持窗户的清洁度），以及选择能漫射光并减少眩光的浅色材料粉刷内墙。将灯泡更换为使用寿命长、能耗低的产品。

- **降低噪声水平：**除了造成紧张、损害鼓膜外，强噪声如同照明不足一样，还导致判断和交流更加困难。噪声控制包括消除噪声源、安装隔声材料、维修或改进设备、减少接噪时间或提供耳部防护。

**消除凹凸不平的地面并清理有障碍物的通道：** 人们走路或推设备所经过的地面应光滑和平整，但应防滑。确保可以快速清理泄漏物，将湿滑地面弄干，或如必要，将其用绳隔开。楼梯台阶必须是安全的，并安装栏杆用于手扶和防止跌倒，还应有斜坡和直升电梯以备轮椅和手推车使用，但应保证斜坡不过陡，能安全使用轮椅和手推车。将杂乱的走廊中可能导致绊倒的职业性有害因素移除。

**安全的通道和斜坡**

**现状：** 2008 年，泰国 13 家公立医院评价了所有工作区域的卫生安全有害因素。此次评估识别出了具有不平整的地面及不合适的斜坡的较差通道，这些通道对患者和员工行走造成不安全。

**采取的行动：** 采取维修通道、用斜坡代替台阶、将陡坡改为缓坡等措施。

**结果：** 使通道和斜坡变得更方便和更安全。

**成本和可持续性：** 约 3000 美元；这些通道仍在使用。

来自泰国卫生部职业与环境疾病局 Somkiat Siriruttanapruk 研究院的个人交流，2010 年 6 月。

**移除电力职业性有害因素：** 电力障碍经常导致火灾，并将劳动者和患者置于可能致命的电击风险之中。一些基本原则如下：

- 所有电器设备应接地、线路绝缘并用保险开关或保险丝保护。
- 不能超过插座的负荷。
- 维修计划中应包括定期检查（并注明维修或维护仅可在电源关闭的情况下进行）。
- 确定紧急情况下能立即关闭电源。
- 消除会导致绊倒、易于损坏的拖拽电线。
- 保证有一个备用计划和设备能应对停电事故。

## 提醒

**在电力事故中**

指定工作场所中有能力帮助被电击者的急救人员 / 服务人员，但也要确保全体员工掌握如下基本信息。

- 关闭电源，将被电击者从电击处移开。
- 如果够不到开关，找一根长的、干燥的、洁净的绝缘物体（像一把木把扫帚）将被电击者从电击处移开，或将电源从被电击者处移开。
- 一旦被电击者脱离电源，即可准备进行口对口人工呼吸或心肺复苏。

**减少对电离辐射的接触：** 电离辐射来自于 X 线机、CAT 扫描仪、透视、血管造影、放射治疗及核医学等，防护措施可包括以下几点。

- 限制接触时间并避免不必要的接触。
- 增加与辐射源之间的距离。
- 使用改进后的设备。
- 将放射源屏蔽，劳动者穿戴防护服，身体的任何部位都不应直接接触电离辐射。
- 电离辐射场内的劳动者应佩戴个人防护用品，如铅围裙、手套和护目镜等。

认真监测劳动者接触电离辐射的剂量并维护设备很重要。对放置放射源的房间应进行清晰标识、只容许授权人员进入并在使用设备时保持门关闭。

- **做好应急救援准备**：紧急情况可能是工作场所事故、火灾或外部灾害，如洪水、地震甚至战争。

- **事故与急救**：每个部门都应有一个配备充足、标识清晰的急救盒，并有说明书，且每班工作人员都应至少有一人了解紧急情况下应做如何处置。应当提供急救培训，特别是在医疗救助不能及时到达的偏远地区。所有员工都应了解在紧急情况下如何获得医疗救助。急救人员的姓名和位置（包括电话号码）必须展示在一个公告板上。

- **预防火灾是一项首要任务**：控制电力危害、润滑机器以避免摩擦、在密闭容器中处理含油的抹布、并确保清理和安全处置可燃性垃圾。保证每层楼紧急出口都标识清晰、畅通无阻且不上锁。在关键地点或法律规定的地点安装适当的灭火器和消防设备。消防任务责任到人，并确保对所有员工进行培训，确保知道火灾情况下的正确行动。

- **防灾准备**：灾难发生前做好一个防灾预案，并确保所有员工了解该预案。安排定期演练。应急程序应包括医疗卫生机构如何撤离、向哪里撤离，采取哪些措施进行救灾，以恢复部分医疗卫生服务的水平，以及如何安置家人和当时已下班的员工。

### 1.2.2. 化学性有害因素

- 首先，应消除或使用危害较小的化学物质或操作过程替代**有害物质**（如使用肥皂替代有机溶剂）；其次，通过如下方式将处理化学品的风险减到最小。
  - 降低化学物质浓度。
  - 倾倒化学物质，而不是使用更难于控制的喷雾或气溶胶。
  - 确保员工穿着适宜的防护服。
  - 减少员工处理化学物质所必须使用的剂量和时间。
  - 确保有害物质都标识清晰并储存在带锁的柜子里。

- 警惕**乳胶过敏**，并通过以下措施进行控制。
  - 使用其他材料替代，如无乳胶和无粉手套。
  - 减少直接接触乳胶的时间。
  - 使用乳胶制品后立即洗手并进行干燥。

- 员工混配化学制剂时，可通过足量通风改进对**有害药物**的防护，且医护人员在使用化学物质或给予特定药物时应穿戴手套和隔离衣。有关个人防护用品（PPE）的更多细节见模块3。

- 工作中接触化学性、物理性、生物性物质或制剂可能会对男性和女性的**生殖健康**造成影响。了解哪些物质可能影响任一性别的生育能力并采取控制措施。为孕期妇女提供额外保护（见模块7）。

- 医疗废物平均包含85%的普通废物、10%的传染性废物（锐器、污染的废物和固体废物）及5%有害化学物质废物（来自实验室、药品、铅、银、电池、汞和PVC等化学物质）和放射性废物（WHO，2013年数据）。这不仅对医疗卫生机构是一个议题，还涉及周边社区。模块5阐述了储存和处理各种类型废物的更多具体内容。

> **提醒**
>
> **获得特效解毒药**
>
> 万一在事故中，医护人员使用了任何不能用水冲净或稀释，而需要特效药解毒的化学物质，则应确保储备有充足的特效解毒药，并能方便获得。

### 1.2.3. 生物性有害因素

传染病能造成很严重的后果，并且生物性有害因素(生物危害)是导致劳动者和患者焦虑的一个原因。当慢性或急性传染病流行影响到一个国家、地区或局部时，这种挑战就变得更加巨大。

- 坚持高标准的卫生要求：制订一项洗手规程，包括提供足够的洗手盆、洁净水、洗手液和纸巾；为处理高度传染性疾病的员工提供足够的厕所（核实法律在这方面的要求）和淋浴设施。
- 推行标准（普遍）防范措施。
- 确保医护人员已接种乙肝和流感疫苗。
- 提供个人防护用品（PPE）。
- 引进或加强锐器的安全管理措施。

由于这个问题很重要，因此在模块 3 中阐述。

### 1.2.4. 工效学（机械 / 生物力学）因素

几乎在世界每个角落，肌肉骨骼疾患——肌肉、韧带、关节和骨骼损伤——都是医护人员所遭受的最常见的伤害。预防行动包括改进工作台和医疗卫生操作规程，避免搬举重物或使用技术设备完成此类任务，以及减少长时间坐姿或立姿和（或）重复性操作。

由于这个问题很重要，因此在模块 2 中阐述。

### 1.2.5. 职业紧张及心理因素

医疗卫生行业被认公为是高度紧张的工作环境。来自许多研究的证据表明，医疗卫生行业药物滥用和自杀的比率比其他行业更高，另外还有职业紧张导致的抑郁和焦虑发病率上升（CDC、NIOSH，2008 年）。职业紧张带来的其他后果包括职业倦怠、慢性疲劳、缺勤、员工流失率高、患者满意度下降及诊断和治疗失误等。导致职业紧张的因素包括这项工作本身的内在要求和工作的组织方式。减少职业紧张最优先采取的行动应是改进工作组织，以改善工作条件、控制工作需求并为员工提供更多支持。

模块 4 和模块 6 更深入阐述了职业紧张及相关问题。

（李文捷　翻译；张　敏　审校）

## 检查要点1.3

## 促进鼓励和支持职业安全卫生相关事件报告的“无问责”文化

### 原因简析

- 在一个医疗机构中，各层面、各部门员工之间的一种相互信任、相互尊重和相互合作的文化氛围，最易为患者提供优质医疗卫生服务（更全面的讨论见模块6）。处理一个事故和问题时，着眼于理解问题和寻找解决方法，有助于增强信任并加强合作。
- “无问责”文化也鼓励报告不良事件，这对于采取一种适宜的措施提高职业性有害因素识别并实施十分必要。

### 改进方法

1. 良好的沟通、鼓励和肯定、一种团队工作方法、提高自主权和责任感都与高度的职业道德、担当、企业忠诚度及良好绩效有关。这些是一个积极的医疗卫生服务实践工作环境的特征（见模块6，检查要点6.4）。

2. 避免问责意味着关注导致危害事件的因素，而不是责备相关人员。将识别并分析一个事故原因作为改善预防工作的第一步很重要。因此，应通过负责人鼓励员工报告，强化工作场所通告和培训，并尽量简化报告程序等措施加强报告工作。

3. 整合事故报告最简便的方式可能就是评估不同部门和单元的一般报告需求，并增加一个相关的问题或部分，方式如下，“在此处标出所有的事故，包括故障设备或偶然错用了设备，并明确是否造成了伤害——特别是发生一起针刺伤——以及受到影响的人”。

4. 医护人员可能会发现报告或公开职业紧张及其他心理问题的症状更为困难。应培训负责人及为员工提供医疗服务的人员（如有）识别此类症状并提供关怀和支持作为启动措施。至少应提供转诊信息，以便劳动者知晓，如遭受职业紧张、焦虑或其他压力，可到何处寻求帮助。

### 提醒

**事件：**一个不安全事件发生于工作或工作过程中，没有造成人员伤害，或造成的人员伤害仅需急救处理。

**职业性事故：**一个职业性事故发生于工作或工作过程中，造成了致命性或非致命性的职业伤害。

**职业病：**一种因在职业活动中接触危险因素而导致的疾病。

**职业伤害：**职业事故导致的任何形式的个人伤害、疾病或死亡。

**报告：**用人单位制订的、与国家法律法规及本单位的操作规程一致，用于劳动者向其直接领导、安全检查员或其他任何指定的人或机构提交如下信息的程序。

- 工作过程中发生或与工作有关的任何职业事故或健康伤害。
- 疑似职业病病例。
- 通勤事故。
- 危险事件和事故。

职业事故和职业病记录和报告。国际劳工组织实施规程。日内瓦，国际劳工局。1996（pp.2-3）

（李文捷　翻译；张　敏　审校）

## 检查要点1.4

# 为工作场所建立一个职业安全卫生预防和管理体系

### 原因简析

- 在某个具体的工作场所，伤害和疾病会对成本和生产效率造成超过其承受能力的影响。在许多国家，医疗卫生行业中因疾病和伤害导致的缺勤比几乎其他所有行业都高（见本模块第一页的相关框图）。

- 在工作场所中，制订政策及采取具体的行动有助于减少伤害和疾病，并能彰显用人单位对劳动者健康和福祉的承诺。这将会使医护人员身体更健康、更健壮，减少医护人员缺勤。将用于员工替岗、卫生保健和保险的资金节省下来。如已制订职业安全卫生政策或协议，检查如何对其进行改进值得一做。

- 广为公认的是，与综合性管理体系相整合的职业安全卫生管理体系，其益处是可提供一个连贯的行动框架，保证政策实施的一致性和明确的责任分工。

### 改进方法

1. 一个良好的职业安全卫生管理体系是整合政策、计划和实施、评估及改进的要素（国际劳工组织2001职业安全卫生管理体系导则），将有关设备、供应、医疗操作规程和工作台的改进措施落实到位。

2. 不仅是医疗卫生机构，许多工作场所都有职业安全卫生委员会（如果所在工作场所太小，则可委派一位职业安全卫生协调员）。这个职业安全卫生委员会可建立或改进职业安全卫生体系，并确保其实施。医护人员职业安全卫生防护团队（HealthWISE team）应与职业安全卫生委员会或协调员密切合作，以增强沟通和一致性。理想情况下，一名职业安全卫生专家也是医护人员职业安全卫生防护团队的组成部分。

3. 一份简洁明了的政策陈述可为职业安全卫生管理体系提供基础。应由管理部门和劳动者代表联合制订政策、明确各部分的权利和义务，并将这些内容写入岗位（工种）说明书。政策中也应将患者和探视者作为与之相关的人予以涵盖。该政策制订应基于国家法律，并考虑本单位的规定及国际指南。如已制订一项政策，则系统性评估其实施效果，确保全员知晓和理解，并评估其实施范围。

4. 国际劳工组织和世界卫生组织制订的国际指南已帮助形成了一套连贯的方法以达到工作场所的安全，这些方法实践中已被证明行之有效，并得到广泛应用：首先是识别职业性有害因素；其次是评估其危险度，只有这样，才可能与持续的监测和评估措施一起，采取风险控制措施（识别和评估职业性有害因素的具体细节见检查要点1.1）。

5. 确保医护人员能获得职业卫生服务，在其工作的医疗卫生机构内部、与其他医疗机构合作或到职业医疗卫生机构接受服务皆可。

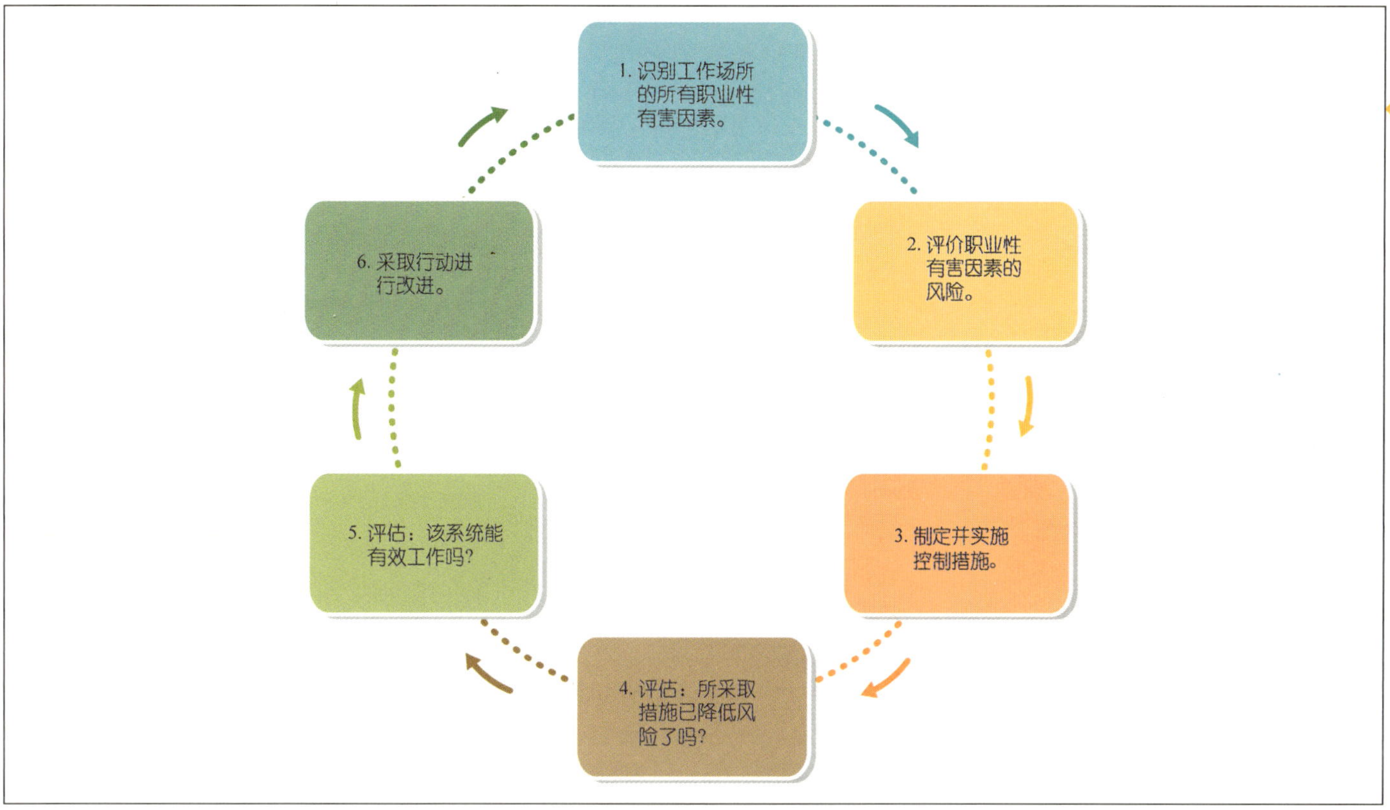


图 1.1

**工作场所管理职业性有害因素并促进安全的一个职业安全卫生管理体系中的关键要素**

6. 同样需要确立良好风险控制程序。应在不断变化的基础上识别和评估职业性有害因素及风险。按照如下优先顺序实施预防性和保护性措施，即公认的职业危害预防控制等级原则。

- 从工作场所彻底**清除或消除职业性有害因素**，这是控制一种职业性有害因素最有效的方法。
- 通过用危险性较小的物质来**替代或减少职业危害**。
- 采取将某种职业性有害因素隔离或移至较安全的场所，或让人们远离该职业性有害因素等**工程控制措施**。
- 通过推行政策和程序及提供培训等**管理控制措施**，减少接触职业性有害因素。
- 通过改善工作方法和医护人员行为等**医疗卫生操作规程控制措施**，减少接触职业性有害因素。
- 在群体防护方法不能控制职业性有害因素之处，**引进个人防护用品（PPE）**，以减少接触某种职业性有害因素。用人单位应无偿为员工提供适宜的个人防护用品，包括工作服，并应采取措施保证正确使用和维护个人防护用品。

7. 职业安全卫生控制计划还需涵盖提供应急救援服务的内容，包括急救措施和医疗护理，如万一发生针刺伤和其他接触传染性体液事件后，所采取的接触后预防措施（见检查要点 1.2 及模块 3）。这部分内容应与符合国家法律法规或在单位层面的集体合同中的申诉程序和赔偿条件挂钩。

8. 应培训医护人员理解并实施职业安全卫生政策，包括如何识别和处理有害物质 / 设备，以及如何识别中毒症状。他们还应认识到向负责医护人员健康的人或组织，如职业卫生护士、诊所或其他职业医疗卫生机构，报告这些内容的重要性。

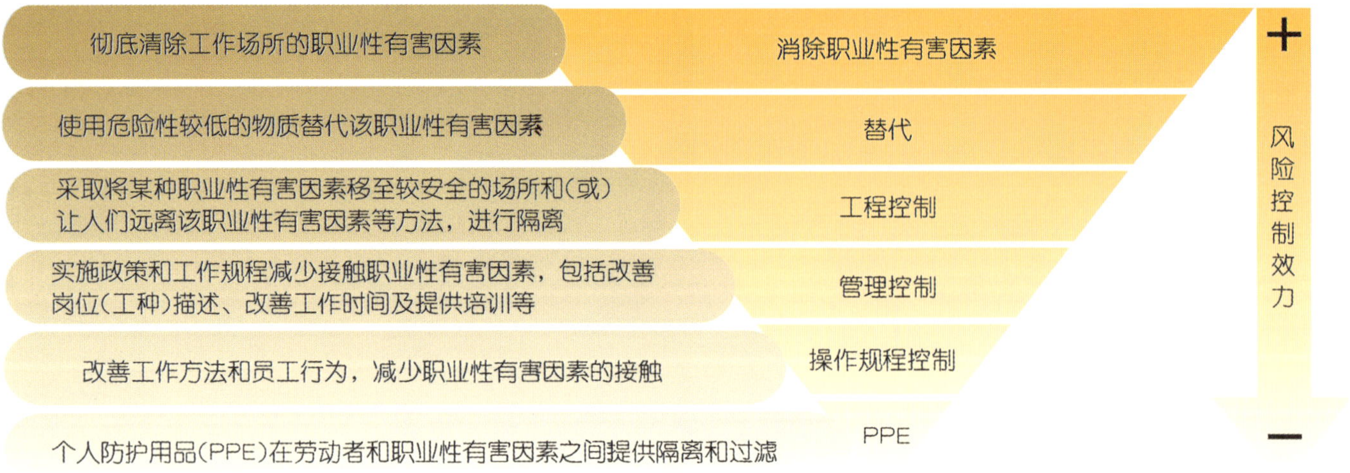


图 1.2

**职业危害控制等级原则**

## 提醒

**职业卫生服务**（OHS）是指在工作场所或为工作场所开展的卫生服务，具有一项基本的预防功能。职业卫生服务工作负责就如何建立和维护一个卫生安全的工作环境，以及有利于有关工作的最佳的生理和精神健康的操作规程，向用人单位、劳动者及其代表提出咨询。职业卫生服务工作还就根据劳动者的身体和精神健康状况及其能力为劳动者适应工作方面提供咨询。

来源：1985 年国际劳工组织职业卫生服务公约（第 161 号）。

2005 年国际劳工组织 / 世界卫生组织医疗卫生服务和 HIV/AIDS 联合导则。

**保护医护人员全员健康**

**现状**：2009 年，沙特阿拉伯首都利雅得的哈立德国王大学医院开展了一项有关因病缺勤的研究。研究发现在一个总数为 377 名医护人员中，有 12.1% 的医护人员因病缺勤申请为 416 份和病假为 639 天。在医院几类医护人员中，肌肉骨骼系统疾患和上呼吸道感染是主要的职业危害。

**采取的行动**：承认员工的压力、潜在的职业性有害因素接触风险和对医疗卫生服务高期望值的同时，这家医院和沙特阿拉伯的另外一家医院建立了医护人员健康诊所，在院内为医护人员提供健康服务。

**结果**：这两家医院能够为医护人员提供更好的医疗卫生服务，改善了职业性有害因素的监测，并修订了职业危害的预防措施。

**成本**：因为建立了一个完整的诊所，这个案例成本较高，但是为医护人员提供健康服务的好招也可加以利用现有资源的方法而进行调整：在赞比亚，一个护士负责巡诊几个医疗卫生机构，处理医护人员的健康问题；在斯威士兰，由“健康角”为医护人员提供信息和支持，主要是有关 HIV 的信息和支持。

“医护人员经医生证明的病假”，巴基斯坦医学会杂志，2012.9.

网址链接：http://www.jpma.org.pk/full_article_text.php?article_id=3670

（李文捷　翻译；张　敏　审校）

1

# 参考文献


- Department of Health and Human Services, Centers for Disease Control and Prevention (CDC), National Institute for Occupational Safety and Health (NIOSH). 2008. *Exposure to stress: Occupational hazards in hospitals.* Available online at: http://www.cdc.gov/niosh/docs/2008-136/pdfs/2008-136.pdf.
- European Working Conditions Observatory (EWCO). *Comparative survey of national absenteeism reports, 2010.* Available online at: http://www.eurofound.europa.eu/ewco.
- Hunter, K. 2009. "A very bright idea", in *Tonic.* Available online at: http://www.tonic.com/article/solar-suitcase-hospital-electricity. [website currently under maintenance]
- ILO. 2001. *Guidelines on occupational safety and health management systems*, ILO-OSH 2001 (Geneva).
- —. 1996. *Recording and notification of occupational accidents and diseases. An ILO code of practice* (Geneva, ILO), pp. 2-3. Available online at: http://www.ilo.org/wcmsp5/groups/public/@ed_protect/@protrav/@safework/documents/normativeinstrument/wcms_107800.pdf
- —. *Occupational Health Services Convention*, 1985 (no 161) http://www.ilo.org/normlex
- National Institute for Occupational Safety and Health (NIOSH), Center for Disease Control and Prevention (CDC). 1988. *Guidelines for protecting the safety and health of healthcare workers.* Available online at http://www.cdc.gov/niosh/docs/88-119/pdfs/88-119.pdf.
- R.A. Khawaja et al. 2012. "Medically certified sickness absence among health care workers", in *Journal of Pakistan Medical Association (JPMA)* Vol. 62, No.9, pp. 900-904. Available online at http://www.jpma.org.pk/full_article_text.php?article_id=3670
- Statistics Canada. 2012. *Absence rates for full-time employees by occupation, 2011.* Available online at http://www.statcan.gc.ca.
- World Health Organization (WHO). 2007. *WHO Global Plan of Action on Workers' Health 2008 – 2017* (WHA 60.26) http://www.who.int/occupational_health/WHO_health_assembly_en_web.pdf

# 进一步阅读材料


International Commission on Occupational Health (ICOH) and American College of Occupational and environmental Medicine (ACOEM). 2007. *Protecting the health of health care workers: A global perspective.* Available online at: http://stacks.cdc.gov/view/cdc/11739/

International Labour Office (ILO), Shengli Niu. 2011. "Radiation protection of workers", in *SafeWork Information Note Series* No.1. Available online at: http://www.ilo.org/wcmsp5/groups/public/@ed_protect/@protrav/@safework/documents/publication/wcms_154238.pdf

International Labour Organization (ILO). 2011. *OSH management system: A tool for continuous improvement.* Available online at: http://www.ilo.org/wcmsp5/groups/public/---ed_protect/---protrav/---safework/documents/publication/wcms_153930.pdf

—. 2010. *ILO list of occupational diseases* (revised 2010). Available online at: http://www.ilo.org/wcmsp5/groups/public/---ed_protect/---protrav/---safework/documents/publication/wcms_125137.pdf

—. 2003. *Global strategy on occupational safety and health.* Available online at: http://www.ilo.org/wcmsp5/groups/public/@ed_protect/@protrav/@safework/documents/policy/wcms_107535.pdf

—. SafeWork, *International Occupational Safety and Health Information Centre.* Available online at: http://www.ilo.org/safework/cis/lang--en/nextRow--2/index.htm#a2

National Institute for Occupational Safety and Health (NIOSH), Centers for Disease Control and Prevention (CDC). 2008. "Personal Protective Equipment for Health Care Staff Who Work with Hazardous Drugs", in *Workplace Solutions* No. 2009-106. Available online at http://www.cdc.gov/niosh/docs/wp-solutions/2009-106/

Rutala, W.A., Weber, D.J. and the Health Service Infection Control Practices Advisory Committee (HICPAC). 2008. *Guideline for Disinfection and Sterilization in Healthcare Facilities.* Available online at: http://www.cdc.gov/hicpac/pdf/guidelines/Disinfection_Nov_2008.pdf

World Health Organization (WHO). *Disaster preparedness and response.* Available online at: http://www.euro.who.int/en/what-we-do/health-topics/emergencies/disaster-preparedness-and-response

# 模块2:

## 肌肉骨骼职业性有害因素与工效学解决方法

模块 1 对工作场所安全与卫生进行了综述，本模块专门研究骨骼肌肉职业性有害因素，因其最可能影响医护人员的健康。据加拿大工作和健康所称，“在医疗卫生行业，工作相关骨骼肌肉伤害是最常见的而且是代价高昂的职业安全卫生问题（1999）”。美国国家卫生研究所（NIH）将医护人员腰背损伤的残疾描述为“一次医疗卫生界的危机”，因为“腰背损伤可能是造成护士短缺的最大贡献者（归因）”（Edlich et al.，2005）。

*更多数据见《师资指南》腰背损伤相关数据资料卡2.2。*

**2002 年世界卫生组织报告**《降低风险，促进健康生活》，包括了一章职业风险（第四章），报告了某些特定护士工作组腰背痛发生率高。

*（世界卫生组织，2002）*

2010 年，在尼日利亚的伊巴丹的一项对医院护士开展的调查显示，多数应答者（118 名中的 84.4%）在其职业生涯中至少已罹患过一次工作相关的肌肉骨骼疾病。长期同一姿势作业（55.1%）、抬举或搬运不能自理的依赖性病人（50.8%）及一天之内救治大量病人（44.9%）是主要危险因素。在处理体重大的病人时得到帮助（50.4%）、改善护理流程避免再损伤（45.4%）及改善病人 / 护士的作业姿势（40.3%）是三项最有效的应对策略。

*（Tinubu et al.，2010）*

**美国护理协会**在《护理世界》报道了由于腰背痛，护士比一般劳动力人群多休 30% 的病假，几乎有 40% 的护士都曾遭受过腰背损伤的影响，且有 68% 的残疾性损伤是因在抬举病人时用力过度所致。即使在美国，仍然有 98% 是通过人工方式抬举病人。

*（Cheung-Larivee，2011）*

安全搬运病人是医疗卫生机构的一项首要责任，并且现有工效学方法可用于改进工作流程和工作台的设计。

## 提醒

**肌肉骨骼疾病**是指运动器官包括肌肉、肌腱、骨骼、韧带及神经的健康问题。

**工效学**着眼于工作人群所从事的工作种类，从中寻求人们与其工作条件间的最佳契合点。

***完整的定义详见《师资指南》词汇表和资料卡 2.1。***

本模块的目标有以下几点：

- 提高对医护人员工效学风险的意识。
- 强调预防和控制上述风险的重要性。
- 提供操作性指南。

**根据实际情况运用本模块**

可以采取许多花费不多的措施，包括检查人们的工作方式、提高工效学意识、为了适应工作台的高度所需的细微调整、重复性工作任务及消除障碍物。然而，最重要的措施之一是通过借助工具而避免抬举重物，如起重设施、手推车。这些方法要求投资，但已被证实可以显著减少腰背损伤及其相关费用，包括减少病人损伤的风险。

## 模块 2 检查要点

| | |
|---|---|
| 2.1 | 识别、评估和预防工效学职业性有害因素 |
| 2.2 | 调整工作以减少抬举、推、拉重物 |
| 2.3 | 调整工作，减少紧张、重复性动作和不良姿势 |
| 2.4 | 提高员工工效学意识，并帮助员工改进操作行动 |

（石春兰　翻译；张　敏　审校）

# 检查要点2.1

## 识别、评估和预防工效学职业性有害因素

### 原因简析

- 据美国劳动部职业安全和卫生管理局的数据，肌肉骨骼疾病（musculoskeletal disorder，MSD），包括腰背损伤和腕管综合征，不仅最常见、花费高昂而且还是最可预防的工作场所损伤。
- 目前，在工业化国家，肌肉骨骼疾病占全部职业性伤害和疾病的1/3（世界卫生组织，未标明时间）。在美国，2011年肌肉骨骼疾病占全部工作相关损伤和疾病的33%，有6种职业人群的肌肉骨骼疾病占其中的26%，其中包括助理护士和注册护士（美国劳动部，2012）。这些损伤给个人带来了巨大的痛苦，也给医疗系统造成损失，其中可能包括致残及随后的医护人员流失；给病人带来损伤的风险；给工作场所和保险公司带来财政资源损失。制订计划并投入资金来预防或减少职业性有害因素能给个人和机构带来回报。
- 工作相关肌肉骨骼疾病是由于工作人员的能力与工作需求不匹配造成的。工效学危险因素非常多样化，包括体力劳动环境、工作组织及个人的能力和行为。身高、体重和性别也可能影响发生损伤和疾病的易感程度。

### 改进方法

由于肌肉骨骼疾病病因的多样性，应采取综合性行动，覆盖工作任务、作业空间及员工的知识和行为。

1. 请再次查看模块1工作场所安全卫生，因为工效学职业性有害因素（工作设计）是工作场所职业性有害因素中的一类，模块1强调了系统性行动中的下列关键要素：

- 简明扼要的协议或政策声明，为卫生安全管理系统奠定基础，该系统由管理层和工人代表共同制订。
- 根据最好的职业卫生实践过程的认识制订具有连贯性的策略：首先识别职业性有害因素；其次对所识别的风险程度进行评估；最后采取适当的措施，通过消除或控制职业性有害因素，降低风险；风险控制过程要分阶段进行。
- 安全卫生委员会或团队，已被证明是工作场所职业卫生计划的有效贡献者。

2. 关注可以引起肌肉骨骼疾病的因素：

- 在安置患者或放置设备时，静态或难受的姿势和运动。
- 快速动作、重复性劳动及振动。
- 抬举重物、设备及病人——在抬举或移动病人时经常要求身体向前弯曲，这将脊柱置于最脆弱的姿势。
- 工作场所中设备、椅子、桌子及照明的设计不符合工效学原理。
- 工作时间过长且中间没有休息或体位的改变。
- 低温。
- 安全操作和抬举的相关知识匮乏。

能识别所在工作场所中的上述危险因素吗？如果答案是“能”，首先分析这些原因——无论是办公桌高度不合适、缺乏抬举设备还是员工缺乏良好的职业卫生实践——对他们进行系统性的处理（详见下面的检查要点）。关注报告肌肉骨骼疾病最少的机构，并

看看从中学到什么。重视工作组织及每个人所扮演的角色等因素。这个过程中需要所在工作场所的或通过卫生部门邀请的职业安全卫生专家参与，正如劳动监察员一样，他们能够提出有价值的建议。

3. 改善工作环境，消除或限制肌肉骨骼风险因素，并符合工效学原则（详见检查要点 2.4）：

- 工作中采用正常姿态，无论是坐姿或者立姿，身体应保持均衡和平衡，避免过度扭转或弯曲。
- 减少用力过度。
- 将所有物品保持在易及处。
- 工作高度适当。
- 减少不必要的运动。
- 减轻疲劳 / 静态负荷。
- 缓解压力点。
- 提供余隙。
- 活动、操练和伸展。
- 保持环境舒适。

与处理工作中用力及重复性劳动相关职业性有害因素的具体行动分别见检查要点 2.2 和 2.3。

**促进安全卫生并提高工作满意度**

**现状：**该行动的目标是降低汉堡市卫生机构清洁工的缺勤率，并使年龄在 50 或 55 岁以上的工人能继续从事本岗位工作。

**证据：**本项目首先开展了风险评估，然后对个人进行职业应急压力调查及医学检查。70% 以上的清洁工感觉工作环境好，对管理人员感到满意。专家评估发现了工作中令人不满意的地方——设备要求不必要的重物抬举和（或）难受的姿势。医学检查发现所有清洁工都存在骨骼肌肉系统的功能性问题和皮肤刺激。

**行动：**雇主和专家合作提出降低风险的干预措施，这些措施涵盖了工效学、工作设计和工作组织方面的内容，包括培训工作：

- 重新设计设备以减少不必要的职业应急压力和难受姿势。
- 使设备更易于调节，以减轻负荷。
- 重新设计了用于盛放玻璃或转运衣物的容器，或安装了帮助抬举重物的支持性设施。
- 各种“工效学”清洁设备经测试后，已有部分投入使用。
- 制订了一项皮肤保护计划。

工作组织已修改为交替在公共机构和在实验室从事清洁工作，目的在于减轻工作单调性。在实验室工作的清洁工接受 4 个星期以上的培训。

**结果：**6 个月后，大多数员工表示他们非常满意。研究人员推断，取得成功的先决条件在于当事人乐意使自己适应于新任务。长期的评估显示，尽管该机构已与另一家机构合并，合并后的机构仍在使用本系统。

*（欧洲工作安全卫生机构，2009）*

（石春兰　翻译；张　敏　审校）

## 检查要点2.2

# 调整工作以减少抬举、推、拉重物

### 原因简析

- 在医疗卫生部门，腰背损伤是所有肌肉骨骼疾病中最常见而且经常是最容易使人衰弱的疾病。根据多家职业安全卫生机构的研究报告，因护理过程中及使用个人护理设施时的伸展过度（主要是抬举活动）引起了大量的腰背损伤。在美国，医护人员肌肉骨骼疾病的发病率要比其他部门工作人员高，如建造业、采矿业及制造业。据估计，2006年与医疗卫生过程中的腰背损伤有关的直接和间接年度经济损失达200亿美元（美国国家职业安全和卫生研究所，2008）。
- 在丹麦，一项对新毕业的、受过良好教育的、无腰背疼痛病史的女性医护人员长达两年的研究结果显示，高体力劳动负荷的医护人员比低体力劳动负荷的医护人员更容易罹患腰背痛（Jensen et al.，2012）。

### 改进方法

1. 识别和评估与搬运病人有关的工效学有害因素。

绝大多数腰背损伤都是由于长期反复的损伤所致，而非单次事件所致。空间拥挤、设备无法调整、难以预料的病人搬运进一步加剧了这种风险。为病人穿衣、洗澡、喂食、铺床及调整静脉输液袋等工作都需要护理人员保持难受姿势，这些都可能引起腰背肌肉疲劳。

2. 检查病人的搬运：在医疗机构中，有至少一半以上的肌肉骨骼疾病都是由此引起的。观察员工如何工作并与他们逐一进行磋商。确定在制订计划如何开始改进措施，以及评价改进措施的效果时，都要有员工代表参加。

这些风险应尽量通过合理地消除人工搬运、恰当的工程控制、医疗卫生操作规程、有害因素的信息交流及培训来加以管理（见检查要点2.4）。

*注意：人工手动抬举不安全的负荷没有安全方式。*

预防腰背损伤的一般原则包括：

- 在可能处尽量避免抬举。
- 用机械装置抬举病人及搬运其他重物。
- 如果上述原则不可行，那么确定由两名工作人员共同抬举病人或搬运其他重物。
- 提供病人搬运及重物搬运的知识和操作技能，提供培训并同时确保在相关场所列有明确的说明，包括如何使用起重辅助设备及其最大安全工作负荷。
- 保持体魄，强壮的腹肌可以保护腰背。

**更少但更有效的抬举操作。**工作区的布局设计可以减少搬运病人时的身体损伤。例如，安全搬运要求要有足够的空间、适当的搬运辅助设施及员工正确使用它们的能力。高度可调的病床和放置仪器的手推车可用于消除员工不必要的抬举、搬运、弯曲或其他体力劳动。

**技术辅助器具包括起重设施**（便携式、固定式、天花板上的轨道系统、可连接于床架）、直立式升降机、可调整的床、高度可调的检查和手术台桌面、搬运病人的手推车、轮椅、可调整的马桶和日间护理用的椅子及高度可调的浴缸。这些辅助器具改变了搬运的性质，减轻了背部损伤。在使用起重设施的地方，方便随时可用很重要，否则，员工就会经常选择人工抬举或搬运而不使用起重设施，因为这样更快捷。

在美国，专家们提倡在全国范围内实施“安全处理病人——无人工抬举”的政策，并强制使用机械设备抬举病人，这是鉴于大量研究显示用机械设施搬运病人可预防绝大多数护理人员的腰背损伤，并可减少人工搬运病人所引起的疼痛和损伤（Edlich et al., 2005）。

**小的辅助设施**提供了优秀的成本效益率，并非常有效。他们包括滑动垫、滑梯、滚动板、防滑垫、搬运带及专用垫子。

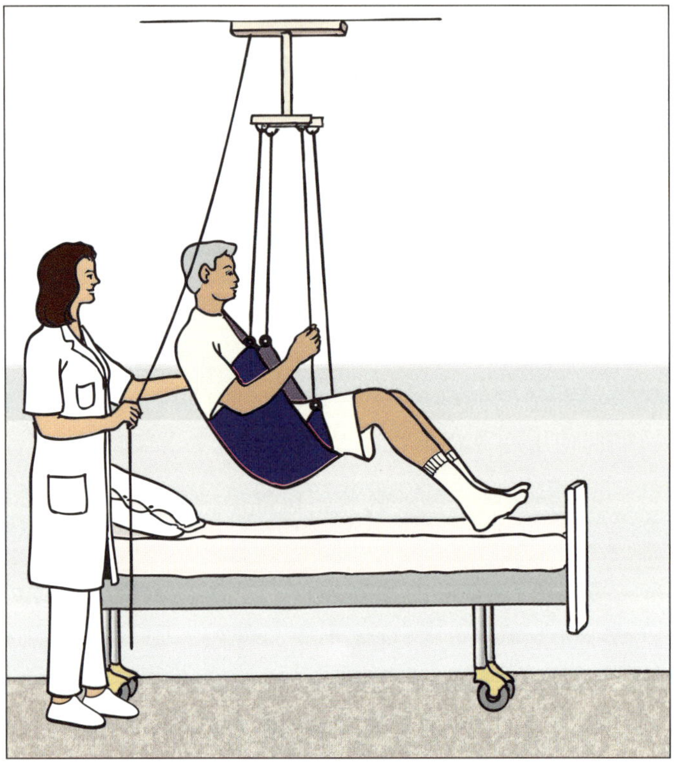

机械起重设施

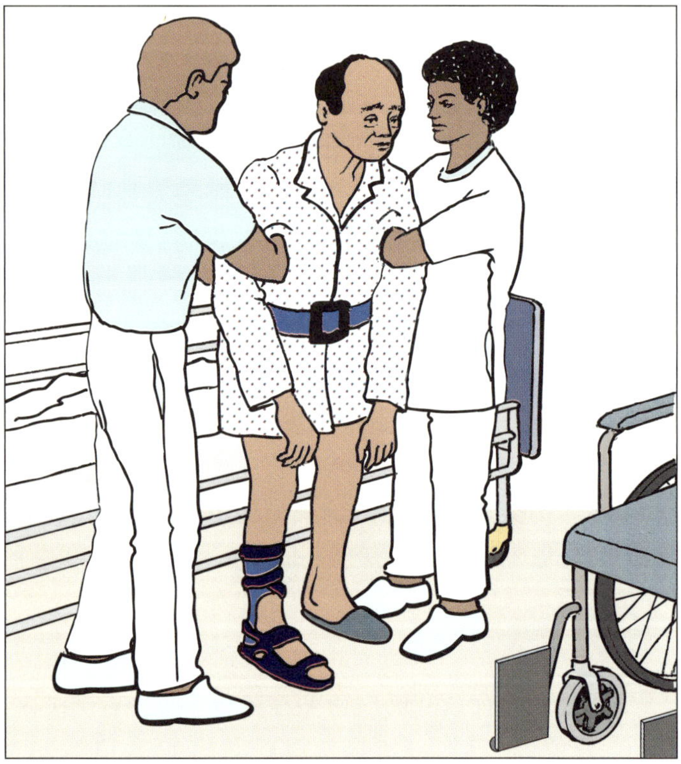

转运搬运带

图 2.1

**安全搬运病人**

见《改善医护人员工作条件师资指南》资料卡 2.3，关于预防病人抬举和搬运所致医护人员损伤的报告。该报告介绍了一项在美国某大型急救医院开展的试验性研究结果，目的在于比较两种方法在减少员工骨骼肌肉损伤、增加舒适度及减轻员工体力消耗方面的差别。

（石春兰　翻译；张　敏　审校）

## 检查要点2.3

## 调整工作，减少紧张、重复性动作和不良姿势

### 原因简析

■ 这些风险所致的损伤一般而言不如前一检查要点所描述的腰背损伤那么严重，但这并不意味着这些风险就不重要。如果将这些所谓的较小风险搁置一边不加控制，他们就很有可能变得更加危险、更使人衰弱、代价更高而难于处理。

### 改进方法

像往常一样，预防是口号。较小的健康风险可通过重新组织工作台、修改操作流程、调整或替换工具和设备、检查员工姿势和操作实践加以预防。

1．医疗卫生服务单位布局要有弹性和可变性。

检查空间分配、运输安排、提供医疗卫生服务的交付路径及建筑物基础设施。有必要采取下列措施：

■ 观察工作区域的空闲空间以预防过度拥挤，并为额外任务及医疗卫生服务增量预留空间。

■ 配置足够宽的过道，并确保其保持整洁（见模块8）——这对高效、安全地运送材料和病人、预防坠落和直接接触性意外事故很重要。

用清楚的标识标明通道，在危险区域安装保护性障碍。禁止任何人在地板上放任何东西，除了是该放东西的地方。用不同颜色的线条指引患者找到不同的部门。在所有医疗卫生服务区域，提供充足的、均匀分布的照明。

2．在病床的一侧预留足够的工作空间。

在病人护理区域，确保有充裕的空间来开展治疗和护理操作。空间不足会阻碍工作流畅、高效地运行。主要有三类活动影响病床或者检查台面周围所需的空间：

■ **临床治疗和护理** （许可；特殊医疗和护理干预与观察；使用监测/诊断仪器；使用便携式X线机；通知，讨论，听取患者意见和向病人提建议）。

■ **个人护理和维护** （病人在有/无帮助的情况下在病床附近穿/脱衣服，在床上或床边用餐、读书、写字、听录音机、进行社交活动；员工可帮助洗涤衣物/床浴；使用室内便器）。

■ **支持性活动** （准备临床操作；维护记录；存放个人物品；保持一天的被服供应及手术物品/供应；临时存放患者的学步车或其他辅助设施）。

3．改进工作台设计。

临床单元工作台典型例子包括病床、手推车、手术台或病人躺的简易床、接待处、更衣室或实验室；设计工作台，使员工可以高效的工作而没有损伤。这方面有四条规则有助于此：

■ 使材料、设备、操纵装置置于易及处。

■ 改进工作位置/姿势。

■ 使视觉布局最优化。

■ 省时省力。

## 将材料、设备和控制装置保持在易及处

将材料、工具和控制装置（如灯的开关、设备控制装置、静脉流速控制装置）放置于员工易及处。“越是经常使用的东西，越应置于最近处”适用于工作场所和医疗卫生机构所有服务单元。任何经常被拿起或要使用的物品都应放置于病床旁边或工作面前面15 ~ 40cm（6 ~ 16 英寸）。考虑到员工可能是左利手或右利手，材料和设备在这两种情况之中的任一情况都应在员工的可及处。

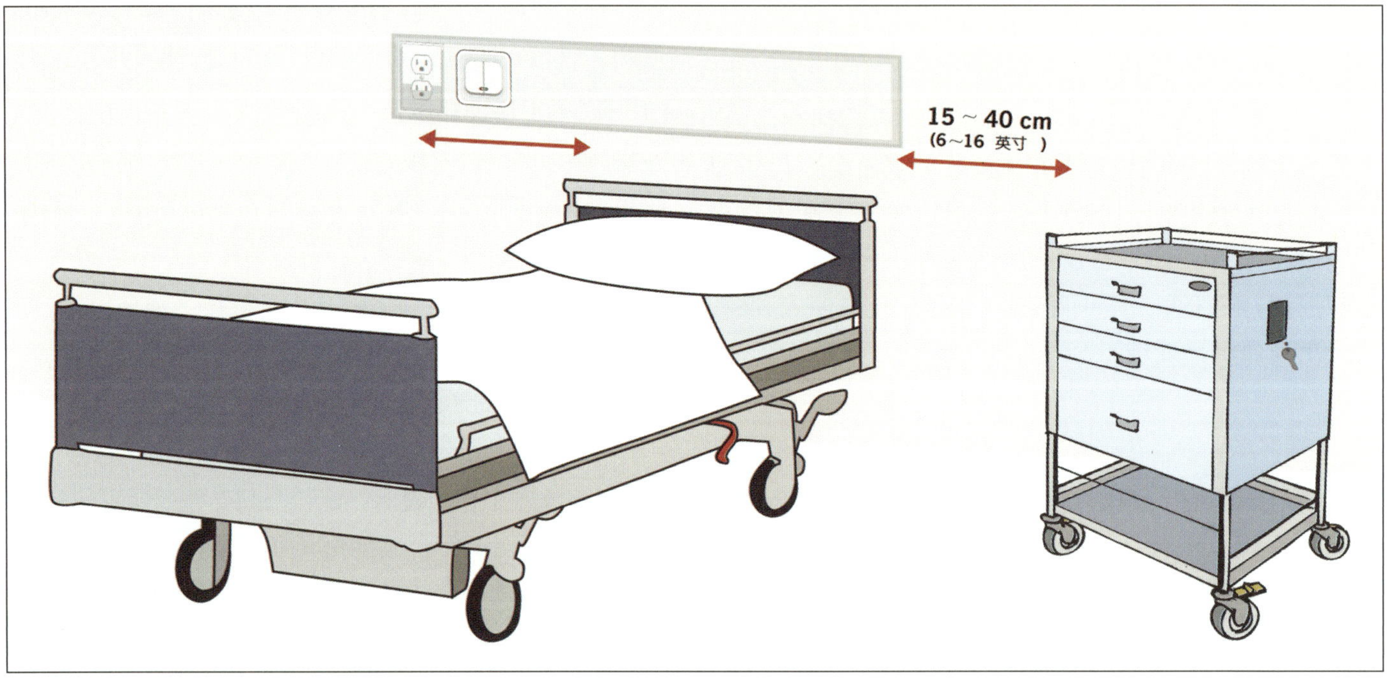


图 2.2

**病床旁边适宜的空间和员工的可及距离**

## 改进工作位置 / 姿势

工作处于困难的“非中立”位置常常意味着完成任务的时间会更长，并迅速使人疲劳。例如，高举手臂的动作，如将静脉输液袋挂到输液架上，很快就会使肩部肌肉疲劳。向前弯曲或扭曲身体的动作，如给成年病人翻身或在扶住病人的同时向后方伸手拿某种物品，很容易就会导致腰背损伤（见检查要点 2.2）。

下列措施有助于避免困难的工作位置：

- 提供一个稳固的水平工作台面，将工作物品或设备稳稳地放置在上面。
- 在伸手拿取放置在较高位置的物品时，使用稳固的平台或阶梯。
- 使用高度可调的设备，比如病床。
- 为在办公桌或其他类似物前工作的员工提供座高合适（或高度可调）并有坚固靠背的椅子。
- 预留足够的容腿空间，容许腿部活动自如。
- 预留足够的头部余隙，这样高个员工、病人及探视者不会有头碰头的危险。

进行护理工作的台面高度很重要。*肘关节原则*应用于决定适当的手部高度。绝大多数工作活动在肘关节水平完成得最好。坐姿的工作是个例外，如在实验室工作，物品可以提高到稍高于肘关节的水平，这样工作人员能看清细节。



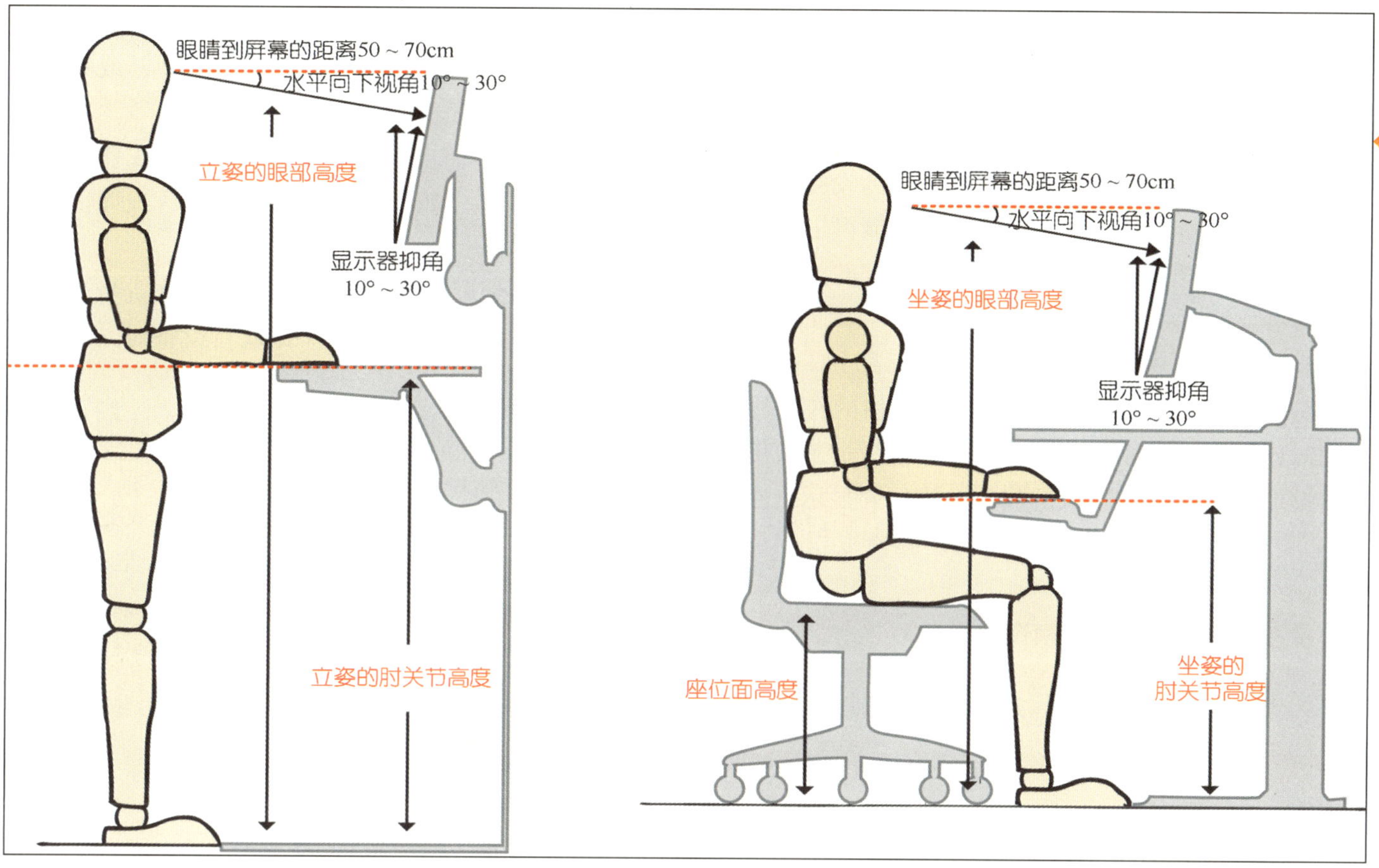


图 2.3

**立姿和坐姿工作的推荐尺寸**

## 最佳的视觉设计

确保员工可以清楚的看到和识别其工作材料。病床或工作凳应足够让医护人员完成工作，并能让员工对所有物品一目了然。监控显示器应放置在适当的距离（距离工作人员的眼睛 50 ~ 70cm 或 20 ~ 28 英寸）并在自然视线范围内（眼部水平线向下 10° ~ 30° ）。

## 避免重复性动作

通过避免频繁的重复性动作节约时间和精力，因其会让人非常疲劳并可引起应急损伤，尤其是长时间持续的重复性动作。在完成重复性工作时，让员工能轻松变换工作、改变工作方式（如不断将计算机鼠标从一只手换到另一只手）并得到休息。

（石春兰　翻译；张　敏　审校）

## 检查要点2.4

### 提高员工工效学意识，并帮助员工改进操作行动

### 原因简析

工效学不仅包括工程控制、机械辅助设施和工作设计，还强调员工行为、姿势和操作。懂得工效学基本原则、接受过相关工作和搬运技术培训的员工可在保护其自身健康方面取得重要进步。

**这并不意味着是将责任转移到员工身上，而是适当的分担责任。**例如，检查要点 2.2 引用的在美国进行的对比研究结果显示，培训工作在减少员工疲劳和保持健康方面取得了重大的成效。该研究显示，在开展培训的同时提供机械抬举辅助设施所取得的成效更大。

更多信息详见师资指南资料卡 2.3。

### 改进方法

1. **职业性有害因素的信息交流**是一项提高和维持员工意识的必要方法。这意味着要在战略要点提供信息，如风险及正确程序的提醒，张贴“危害预警”或类似语句，不应仅仅与有毒化学物品或特定药物相关，还应与员工可能需要搬运的重物或进行手部或手臂重复运动的区域有关。

2. 应为从事肌肉骨骼疾病发病率高的工作的员工提供**专门的训练**，如背部护理的训练、病人评估及适宜的搬运技术。

- 培训计划同时覆盖新员工和需要重新培训的老员工，特别是引入新的医疗操作或新设备时，需要实施培训工作。
- 采用多种培训方式，正式的和非正式的，包括指导。
- 通过确保将设备和必要的安全及高效处理相关说明放置在一起来支持培训。在告示牌和适宜的墙面空间上提供有用的信息和提醒。

**十项工效学基本原则详见师资指南资料卡 2.4。**

### 提醒

**风险控制**

尽管这是管理方的基本责任，但若在如下方面对所有员工进行培训也有益处：

- 识别所有需要人工操作的工作任务。
- 对在操作方面引起特别关注的工作任务进行分析。
- 探索减少手工操作相关风险的解决方法。
- 评估行动效果并决定应如何进一步改进预防措施。

**预防腰背损伤**

可以通过遵守下列某些安全守则和通过运用常识保护腰背：

- 维持中立的体位：颈部直立、肩部放松、肘部在两侧、手腕伸直。
- 维持脊柱自然的 S 曲线（例如，坐着时在腰背下部使用一个小垫子）。
- 使用安全的身体力学。
- 使用保护性提举设施。
- 在抬举和搬运病人时要安全地操作。
- 保持身体健康。

（石春兰　翻译；张　敏　审校）

# 参考文献


- Edlich, R.F. et al. 2005. *Devastating injuries in healthcare workers: description of the crisis and legislative solution to the epidemic of back injury from patient lifting.* National Center for Biotechnology Information, U.S. National Library of Medicine.
  Available at: http://www.ncbi.nlm.nih.gov/pubmed/15777173
- European Agency for Safety and Health at Work. 2009. *Healthy workplaces. Assessment, elimination and substantial reduction of occupational risks* (Luxemburg).
  Available at: https://osha.europa.eu/en/publications/reports/TEWE09001ENC
- Fierce Healthcare. 2011. "Healthcare worker injuries jump by up to 10%", in *Fierce Healthcare Newsletter*, 10 November 2011.
  Available at: http://www.fiercehealthcare.com/story/healthcare-worker-injuries-jump-10/2011-11-10#ixzz2DzFYvBvE
- Institute for Work & Health, Toronto, Canada. 1999. *Research Suggests Multiple Reasons for Health Care Worker Injuries.* InFocus November 1999.
  Available at: http://www.iwh.on.ca/system/files/at-work/in_focus_13.pdf
- Jensen, J.N. et al. 2012. The greatest risk for low-back pain among newly educated female health care workers: body weight or physical work load? in *BMC Musculoskeletal Disorders* 2012, 13:87.
  Available at: www.biomedcentral.com/1471-2474/13/87
- The National Institute for Occupational Safety and Health (NIOSH) at the US Centers for Disease Control (CDC). 2008. *Preventing Back Injuries in Health Care Settings.* NIOSH Science Blog, 22 September 2008.
  Available at: http://blogs.cdc.gov/niosh-science-blog/2008/09/lifting/
- Tinubu et al. 2010. *Work-Related Musculoskeletal Disorders among Nurses in Ibadan, South-west Nigeria: a cross-sectional survey.* BMC Musculoskeletal Disorders
  Available at: http://www.biomedcentral.com/1471-2474/11/12
- United States Department of Labor, Bureau of Labor Statistics, News release November 8, 2012; Nonfatal Occupational Injuries and Illnesses Requiring Days Away From Work, 2011
  http://www.bls.gov/news.release/osh2.nr0.htm
- World Health Organization. 2002. *Reducing Risks, Promoting Healthy Life* (Geneva). World Health Report.
  Available at: http://www.who.int/whr/2002/en/whr02_en.pdf
- —. Protecting Workers' Health Series No. 5: Preventing musculoskeletal disorders in the workplace. WHO, undated.
  See http://www.who.int/occupational_health/publications/muscdisorders/en/

# 进一步阅读材料


- Eichner Jack M., *Ergonomic Principles in the Design of Healthcare Environment*, on Herman Miller for Health Care website.
  Available at: http://www.jamarshall.com/images/Ergo%20Design%20for%20HC.pdf

- The Institute for Work & Health, In Focus supplement to November 1999 newsletter. *Research Suggests Multiple Reasons for Health Care Worker Injuries.*
  Available at: http://www.iwh.on.ca/system/files/at-work/in_focus_13.pdf

- International Labour Organization, *International Hazard Datasheets on Occupations.* The datasheets list in a standard format different hazards to which a worker, in the normal course of normal work, may be exposed to. It provides several measures for the prevention of occupational accidents and diseases.
  Available at: http://www.ilo.org/safework/info/publications/WCMS_113135/lang--en/index.htm

- International Labour Organization; International Ergonomics Association: Ergonomic checkpoints – Practical and easy-to-implement solutions for improving safety, health and working conditions. Second edition. Geneva: ILO, 2010

- National Institute for Occupational Safety and Health (NIOSH) at the US Centers for Disease Control. *A Compendium of NIOSH Economic Research 2002-3* at http://www.cdc.gov/niosh/docs/2005-112/

- State of Oregon, USA, Occupational Safety and Health Division. *The Advantages of Ergonomics*, posted 6 Febrarury 2013.
  Available at: http://www.cbs.state.or.us/osha/pdf/ergo/ergoadvantages.pdf. See too the website of the Oregon Coalition for Health Care Ergonomics (OCHE) at http://hcergo.org/

- UNISON Health and Safety Organiser at http://www.unison.org.uk/acrobat/B868.pdf

- —. Health & Safety Information Sheet, *Back Pain – Musculoskeletal Disorders (October 2010)*
  Available at: http://www.unison.org.uk/safety/pages_view.asp?did=15123

- US National Library of Medicine, National Institutes of Health, Public Health Report, 2009 supplement 1. *A Conceptual Framework for Integrating Workplace Health Promotion and Occupational Ergonomics Programs.*
  Available at: http://www.ncbi.nlm.nih.gov/pmc/articles/PMC2708653/

- World Health Organization, Protecting Workers' Health Series No. 5. *Preventing musculoskeletal disorders in the workplace.*
  Available at: http://www.who.int/occupational_health/publications/oehmsd3.pdf

- Also see report from WHO collaborator in Australia on *Progress towards developing a toolkit to manage the risk of work-related musculoskeletal disorders.*
  Available at: http://www.who.int/occupational_health/publications/newsletter/newsletter_16_regions/en/index3.html

# 模块3:

## 生物性职业有害因素和感染控制，特别关注HIV和TB

本模块关注医护人员在职业活动中所接触的生物性职业有害因素。生物性职业有害因素存在于所有医疗卫生机构中，包括经空气传播的和血源性病原体。例如，经空气传播导致结核病或严重急性呼吸综合征（SARS）的病原体；或者经血液传播引起肝炎和 HIV 感染的病原体（Wilburn；Eijkemans，2004）。

在发展中国家，医护人员中 40% ~ 65% 的 HBV 和 HCV（乙型肝炎病毒和丙型肝炎病毒）感染是因经皮职业接触所致。在工业化国家，因免疫接种和接触后预防（PEP），HCV 感染为 8% ~ 27%，HBV 感染约为 10%，HIV 感染为 0.5% ~ 11%（Pruss-Ustun；Rapiti；Hutin，2003）。

本模块检查生物风险和感染控制，特别强调针对 HIV 和 TB 采取标准防范的重要性。风险管理策略旨在预防工作场所职业接触并保护医护人员和患者免受生物性职业有害因素的损害。预防和控制措施，无论是针对肝炎的免疫接种，或是针对 HIV 的抗逆转录病毒治疗，都应覆盖所有医护人员，以确保他们能更好地保护全民健康。

**本模块的目标：**

- 识别有哪些生物性职业有害因素及其传播风险。
- 揭示有效的感染控制措施的重要性。
- 提供有效的生物性有害因素预防和管理的操作指南。

**根据实际情况运用本模块**

虽然我们认识到有些单位的资源有限，但是，感染控制标准不应打折扣。即使无法获得本模块中所描述的各种防护用品，也应提供感染控制、卫生基本原则和应遵循的标准防范的信息及教育。

## 模块3检查要点

| | |
|---|---|
| 3.1 | 识别和评估工作场所中的生物性职业有害因素 |
| 3.2 | 采取措施预防和控制HIV和肝炎等血源性病原体所致职业危害 |
| 3.3 | 采取措施预防和控制TB等经空气传播的生物性职业有害因素 |
| 3.4 | 在工作场所实施一项综合性的HIV和TB预防和关怀项目 |

（陈　亮　翻译；张　敏　审校）

# 检查要点3.1

## 识别和评估工作场所中的生物性职业有害因素

### 原因简析

▪ 医院和诊所存在生物性职业有害因素，而且医护人员每天都要接触大量感染性有害因素。医护人员患病对医疗卫生服务体系、医护人员自身造成的代价是昂贵的，同时也影响到对患者的医护。

▪ 阐明职业性有害因素的性质、传播途径、医护人员和患者所面临的风险等级，医护人员和管理层预防这些职业性有害因素的联合承诺，将有助于医护人员获得工作安全感。

### 职业危害简述

生物性职业有害因素是感染性病原体，或者是使用过的锐器。病原体可通过一次皮肤穿刺、磨损或切割伤，以及通过黏膜、吸入或摄入等方式进入人体。

研究表明发生职业接触后，乙型肝炎的感染风险是 18% ～ 30%（Pruss-Ustun et al.，2003）；丙型肝炎的感染风险是 1.8%（Puro et al.，2010）；HIV 的感染风险是 0.3%（Cardo et al.，1997；WHO-ILO，2007）。

3

**表3.1　接触生物性职业有害因素后导致潜在感染的一些举例**

| 感染类型 | 致病性病原体 | 传播途径 |
| --- | --- | --- |
| 胃肠道感染 | 细菌侵入（沙门菌、志贺菌、霍乱弧菌、梭菌、蠕虫） | 粪便、呕吐物 |
| 呼吸道感染 | 结核分枝杆菌、麻疹病毒、肺炎链球菌、冠状病毒 | 吸入分泌物、唾液、空气飞沫 |
| 眼部感染 | 疱疹病毒 | 眼分泌物 |
| 皮肤感染 | 链球菌属、炭疽杆菌 | 脓水、皮肤分泌物 |
| 脑炎 | 脑膜炎奈瑟菌 | 脑脊液 |
| HIV | 人类免疫缺陷病毒 | 血液、体液 |
| 出血热 | 埃博拉和马尔堡病毒 | 所有血制品和分泌物 |
| 菌血症 | 葡萄球菌、肠杆菌属、肠球菌属、克雷白杆菌、链球菌 | 鼻腔分泌物、皮肤接触 |
| 念珠菌血症 | 白色念珠菌 | 血液 |
| 病毒性甲型肝炎 | 甲型肝炎病毒 | 粪便 |
| 病毒性乙型和丙型肝炎 | 乙型和丙型肝炎病毒 | 血液和体液 |
| 禽流感 | H5N1 病毒 | 血液、粪便 |

*WHO, 2013.*

## 高危人群

在医疗卫生机构中，所有与生物性职业有害因素有密切接触的个体都有潜在风险，包括以下几类。

- 医生、护士、检验师、助手 / 后勤人员及护工。
- 后勤服务人员，如清洁工、废弃物处理人员、厨师、洗衣房工人和维修工。
- 患者和探视者。

## 改进方法

第一步要识别和评估职业性有害因素。一旦识别出职业性有害因素，应尽快采取措施消除或控制。也请参照模块 1 中所推荐的针对所有职业性有害因素的通则。

## 标准预防行动

包括提供个人防护用品和在针刺伤或其他感染性体液接触后的应急处置，如接触后预防（见检查要点 3.2）。

定期监测感染预防措施实施及其效果情况是至关重要的。

- 提供感染控制培训并保存参与者的记录。
- 报告和记录生物性职业有害因素接触事故，并注明所采取的措施，包括行动延迟时间。
- 交流感染性职业有害因素信息，新暴发疫情，以及事故确定后医护人员应尽快采取的措施。
- 为可能接触到新识别的生物性职业有害因素的不同医护人员提供培训，对可能导致伤害的器械或者操作过程也要进行培训。

## 一项生物性职业有害因素的预防政策

读者可能希望有一个针对生物性职业有害因素的具体政策或强化现有的关于生物性职业有害因素控制的职业安全与健康政策。这可以是一份简短的政策声明、一本操作规程、一项制度或一份更详细的文件。

在确定适宜的防护措施时，有必要清楚地了解各种病原体进入体内的途径（见上面）。至于其他有害因素，医护人员的知识和经历对识别生物性职业有害因素和评估行动的需求都是非常重要的。在模块检查要点之后**资料卡表 3.1** 列出了职业性有害因素。读者可能希望重点关注所在的单位最常发生的及后果最严重的那些职业性有害因素。根据职业危害的影响评估发生职业危害的可能性和严重性（见模块 1 中检查要点 1.2 的**工作场所职业危害评估表**）。

（陈　亮　翻译；张　敏　审校）

# 检查要点3.2

## 采取措施预防和控制HIV和肝炎等血源性病原体所致职业危害



### 原因简析

▪ 在医疗卫生机构中，保护免受生物性职业有害因素的影响和切断传播途径的良好预防措施，可以挽救生命，并节省其他费用。

▪ 特别关注医护人员感染 HIV、HBV 和 HCV 问题。强有力的证据表明发生在锐器操作或锐器不安全处置时的针刺伤可导致被污染的人体血液的传播。锐器代表一个双重风险：它们不仅导致身体损伤，而且一旦锐器被病原体污染还可通过伤口被感染。尽管理论上任何针刺伤害都可能导致血源性感染的传播，但空心针传播风险要大于实心针，如缝合针（Puro，Petrosillo，Ippolito，1995；Trim，Elliott，2003；Ganczak，Milona，Szych，2006）。主要考虑还有致病原经皮下途径导致感染传播（如 HIV 或丙型肝炎）。

### 职业危害简述

所有血液和其他体液都应被看作具有潜在感染性并需要按相应要求进行操作。这是标准防范应用所强调的原则（见资料盒）。

在加拿大、意大利、西班牙和美国，在卫生服务质量好的机构中，血源性病原体接触仍然占所有接触的 66% ～ 95%，其中，针刺伤占 62% ～ 91%（Puro et al.，1995；Trim，Elliott，2003；Ganczak，et al.，2006）。

### 高危人群

不仅医疗人员处于血源性病原体职业接触的风险之中，清洁工、检验师和餐厅工作人员也有这样的职业风险。例如，由于可能接触常见废弃物收集箱中的破碎玻璃和锐器物，从患者护理和治疗区域清理废弃物的助手和清洁工也存在同样风险。这些劳动者经常没有穿戴防护服、手套或合适的安全设备就进行操作（见废弃物管理模块）。

**表3.2　部分国家和地区医护人员经皮伤害发生时的正在进行的操作频率**（%）

| 国家(地区) | 回套针帽 | 同事刺伤 | 分离装置 | 处理过程中 | 未被注意的针头 | 移动患者 |
|---|---|---|---|---|---|---|
| 新西兰 | 15.0 | NR | NR | 21.0 | NR | NR |
| 尼日利亚 | 18.0 | 18.0 | 10.0 | NR | NR | 29.0 |
| 南非 | 17.4 | 7.2 | 3.0 | 9.6 | 4.8 | 23.4 |
| 中国台湾 | 32.1 | 3.1 | 2.6 | 6.1 | NR | NR |
| 美国 | 12.0 | NR | NR | 13.0 | 8.0 | NR |

*Prüss-Ustun; Rapiti; Hutin, 2003.*

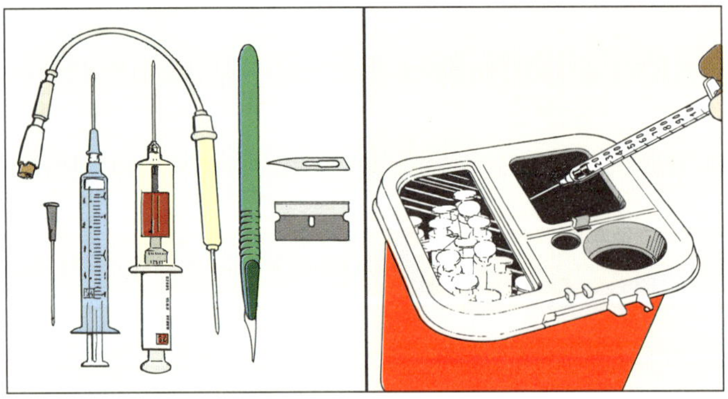

图3.1

**锐器及其“利器盒”**

资料卡 3.2 提供了一些 HIV 或乙型和丙型肝炎风险评估范例。

## 改进方法

下面内容应该作为机构进行定期职业安全与健康评估和记录的正式文件的一部分。

- 核查并确保在锐器使用场所配备防穿刺“锐器盒”（如在床边或在一个小推车上）。
- 确保记录所有职业接触事故，注明事故发生时间和发生过程，以及 PEP 随访持续时间（如需要）。
- 记录全员乙肝疫苗免疫接种覆盖率。记录医护人员全程 3 剂次乙肝疫苗免疫接种的比例，包括废弃物处理人员和清洁工。
- 检查工作台定期清洁和消毒，并立即清洁溅出物。
- 确保标准（普遍）防范实施情况。
- 确保建立一个锐器物和其他废弃物安全管理体系，并加以实施。

如需要，应采取接触后预防（PEP）措施，它能减少 80% 的 HIV 传播。所有医护人员应接受乙肝疫苗免疫接种，以减少 95% 乙肝感染（WHO，2003）。参考资料卡 3.3 血源性病原体的急救，以及资料卡 3.4 WHO 乙肝疫苗免疫接种备忘录。

表3.3 **清理溅出物的工具举例**

| 行　动 | 清洁用物品或工具 |
|---|---|
| 靠近溅出物 | 使用保护性设备保证工作区安全 |
| 容纳溅出物 | 使用吸收材料（毛巾、纱布垫） |
| 消毒溅出物，如必要 | 消毒剂 |
| 收集溅出物 | 液体：吸附纸、纱布垫、木屑<br>固体：镊子、扫帚、畚箕、铲子 |
| 组织污染物的处理 | 塑料袋（合适的颜色编码）<br>利器盒 |
| 清理或者消毒工作区 | 针对感染性物质使用消毒剂 |
| 记录溅出物 | 向管理层报告事故 |

*WHO, 2004.*

**处理溅出物**

应立即清理污染性溅出区域。如果溅出物具有高度传染性，确定传染性病原体，并决定是否需要立即疏散。检验科比病房更容易发生危险性溅出。

运用**优先控制原则**防止针刺和其他锐器伤（资料卡 3.5）。

- 通过清除工作区的有害因素**消除危害**。
  - 使用无针静脉（第Ⅵ代）注射系统和装置。
  - 使用射流注射器替代注射器和针具。
  - 消除不必要的注射，通过其他途径给药。
- **应用工程控制**，隔离或清除危害。
  - 引入一次性使用装置，使用后自毁或马上变钝的针具。
  - 提供防刺穿“利器盒”，放置于视线和手臂可及之处。
- **使用行政管理措施**，通过政策和规定限制接触职业性有害因素。
  - 配置安全装置和废物收集箱。
  - 替换不安全装置。
  - 建立接触控制操作规程，应用标准防范、锐器装置安全操作和处置。
  - 提供锐器装置安全使用的持续性培训。
  - 鼓励报告所有事故。
  - 监测感染控制和锐器管理的效果。
  - 如必要，建立一个感染控制/针刺伤害预防委员会。
- **提供个人防护用品**，在工作人员和有害因素之间建立屏障和过滤装置，如手套、防护服、护眼镜或面罩（资料卡 3.8）。

## 提醒

**预防生物性职业有害因素接触**

标准或普遍防范，是指在为所有患者提供护理过程中简单易行的标准感染控制操作，在任何时候，它可将血源性病原体的接触风险降至最低。其原则是不管感染状态如何都要对所有人进行普遍防范，因为在任何时候知晓全部人当中谁被感染和谁未被感染是不可能的。

1. 医疗操作前后要洗手。
2. 直接接触血液和其他体液时使用保护性屏障（手套、防护服和面罩）和用绷带或敷料遮住破损皮肤。
3. 按照规定的时间、温度、方法和操作规程对器械和其他受污染的设备进行消毒。
4. 认真操作和处置锐器（针具或其他锐器物）。
5. 血液或体液污染的废弃物的安全处理。
6. 正确消毒器械和其他受污染的设备。
7. 减少污染被服处理和使用手套及防渗漏袋。
8. 提供血源性病原体预防培训，并坚持按推荐的感染预防实践进行操作，包括提供/接受全程乙肝疫苗免疫接种。

参考 WHO 标准防范备忘录（资料卡 3.6、3.7）和资料卡 3.10 关于手卫生。

## 提醒

### 预防和应对锐器伤

1. 消除不必要的注射。

2. 消除静脉输液袋的锐器。

3. 避免回套针帽。

4. 禁止用手在人与人之间传递锐器，用中性区代替传递器械。

5. 开始使用针具进行任何医疗操作前，要做好安全操作和处理的计划。

6. 及时处理防刺穿和防渗漏密闭容器中的锐器，当装满 2/3 容量时就进行密封盒的销毁。谨记切勿等到装满。

7. 及时报告任何针刺伤和其他锐器相关伤，以确保有关人员在需要时可以获得必要和及时的随访支持。

8. 进行接触后评估、咨询和随访，包括接触后 2 小时内的预防性用药。

9. 告诉管理层关于导致针刺伤或其他锐器伤或“险情”的职业性有害因素。

10. 帮助管理层评价和选择具有安全特征的装置。

11. 帮助建立接触事故相关情况评价制度，并为今后设计预防措施。

12. 建立工作有关伤害和疾病的补偿机制。

### 废弃物管理

关于卫生服务活动中产生的废弃物，20% 被认为是危害性物质，可能有传染性、有毒或有放射性。传染性废弃物是指疑似携带足够浓度或数量的病原体（细菌、病毒、寄生虫或真菌）并可导致敏感宿主患病的物质。可见模块 5 中废弃物管理的详细指南。

## 案例

### 安全处理废弃锐器

**现状：**委内瑞拉一家医院负责一次工作场所针刺安全监督检查。

**行动：**他们进行一次快速评估，认定缺少锐器处理箱。医院中经常将用于装透析液的厚塑料容器当做垃圾扔掉。他们决定将这些空容器用作锐器处理箱。

**结果：**两天后，厚塑料盒锐器处理箱被装在墙上、手推车上和其他工作台面，为满足护士工作之需而配备。这些容器放置在靠近锐器使用的手边。在监督检查之后，一直到用适宜的锐器处理箱替换这种容器之前，医护人员一直坚持这种锐器处理箱。

**成本和可持续性：**正常情况下，厚塑料盒锐器处理箱使用后通常会被丢弃，因此，这种解决办法不增加额外费用。现在他们采用防刺穿和防渗漏“利器盒”，以便安全处理废弃针具。

与 Maria Sofia Lioce 个人交流，国家职业安全和卫生研究所（NIOSH），美国疾病预防控制中心，2011。

（陈　亮　翻译；张　敏　审校）

# 检查要点3.3

## 采取措施预防和控制TB等经空气传播的生物性职业有害因素

### 原因简析

- 由于微生物病原体如结核分枝杆菌可导致TB，可通过飞沫空气传播，因此，防范经空气传播感染很有必要。这些颗粒物悬浮在空气中，并被气流扩散到整个房间或更远的距离。
- 新发感染性疾病的出现，如SARS和中东呼吸综合征-冠状病毒（MERS-CoV），这两种新发疾病都是由不同亚型冠状病毒所致，医护人员在护理患者时可接触这种病原体并处于被感染风险之中（Public Health Agency of Canada，2013）。当今新发不明疾病数量逐年增多，其致病原和传播模式也只能在过后才能被确证。就导致SARS的冠状病毒而言，加拿大、香港特别行政区和中国大陆，在未使用呼吸防护设备且接触患者后获得感染的医护人员当中，分别有大约25%、22%和18%的SARS报告病例发生。

### 职业危害简述

生物性职业性有害因素传播的重要途径之一就是经空气传播。WHO估计医护人员感染TB的风险是普通人群的8倍（WHO，2006）。结核病，特别是耐多药性结核菌（MDR）和广泛耐药结核菌（XDR）更难于进行诊断。这种情况使医护人员防护变得更加具有挑战性。

影响TB暴发的因素包括以下几点。

- 薄弱的TB控制项目和感染控制措施没有落实。
- 不合理使用抗生素导致耐药菌产生。
- 公共卫生基础设施不足。
- HIV流行的影响。
- 快速人口增长。
- 贫穷和营养不良。
- 住房拥挤和通风不良。

考虑评估医护人员TB接触风险的因素包括以下几点。

- 单位每年感染性疾病患者的数量。
- 一位医护人员直接接触感染性患者的总时间。
- 医护人员HIV的感染现状。感染了HIV的医护人员接触TB患者后感染TB的风险最高，应被安排在接触病原体风险低的工作区。
- 一个医护人员从事接触TB风险高的医疗操作的接触水平（如采集痰液、支气管镜检查）。

### 改进方法

**评估检查表**

☑ 打喷嚏或咳嗽时，患者和医护人员是否遮住鼻子和口腔？

总是□　　有时□　　从不□

☑ 通风系统安装到位了吗？

自然风□　　机械通风□　　没有□

☑ 房间内是否安装紫外线灭菌辐射装置？

是□　　否□

☑ 是否使用呼吸器（N95/FFP3或其他），特别用于高危的诱发咳嗽的医疗操作？

是，总是□　　是，有时□　　不，从不□

如果是，请写出所用类型：

______________________

*WHO，2007*

3

一旦某种具体的生物性职业有害因素被确定后，需采取具体措施予以预防和控制，采用优先控制原则。

### 管理控制措施

管理控制措施是有助于医疗卫生机构减少感染经空气传播病原体而需要最优先考虑的问题。

- 通过咳嗽礼仪控制病原体扩散：让每个人在咳嗽时遮住口鼻、安全处理痰液、洗手和呼吸卫生。
- 减少人员在医疗卫生机构停留时间并及时治疗感染者。
- 及时和早期识别具有 TB 症状的病人，隔离传染病患者。

*注：MDR/XDR-TB 的诊断需要花费时间，故应尽早采取措施隔离潜在的病例以防感染蔓延扩散。*

- 对医护人员进行有关结核病体征、症状、预防、治疗和感染控制的培训。
- 为医护人员提供一个预防和护理包，包括 HIV 预防、免费 TB 和 HIV 诊断检测和咨询、为 HIV 阳性医护人员提供抗逆转录病毒治疗和异烟肼预防性治疗（见检查要点 3.4）。

### 环境控制

环境控制是预防空气中传染性飞沫集中和扩散的工程技术。这种控制措施将和管理控制与操作规程等措施一起使用。

- 监测每天自然通风（开窗），最大程度打开窗户，且将窗户开在对面墙上，制造空气对流。
- 控制传染性气体的流动方向。
- 使用机械通风系统。
- 当不能充分通风时，使用紫外线灭菌装置。

### 咳嗽礼仪和呼吸卫生

医疗卫生机构应该确保在候诊区、病人治疗室和探视者及医护人员区域可获得咳嗽礼仪的相关材料。

- 提供纸巾和用于处理使用过的纸巾的非接触型废弃物收集容器。
- 给 TB 疑似病人和探视者提供外科口罩。
- 在交通高度拥挤和接触高风险区域用海报促进咳嗽礼仪和洗手。
- 为全体医护人员提供呼吸器。
- 提供乙醇擦手液和消毒湿纸巾自动售卖机。
- 为洗手提供干净水、肥皂和一次性纸巾。

为将感染性飞沫的扩散降至最小，如 TB 病人和探视者都需要接受咳嗽卫生教育。这对出现 TB 疑似表现和症状的咳嗽病人或正常人而言是尤其重要的。咳嗽礼仪包括在咳嗽或打喷嚏时遮住人的鼻子和口腔。医疗卫生机构应提供使用所需的外科口罩或纸巾。

- 咳嗽、说话或打喷嚏时遮住口腔和鼻子。
- 使用纸巾和避免直接对着手咳嗽。
- 使用后立即利用最近的废弃物收集容器处理纸巾。
- 直接接触呼吸道分泌物和受污染的物品 / 材料后，用肥皂、水和消毒擦手液洗手。

咳嗽礼仪可减少较大空气飞沫的传播，因而有助于控制其他呼吸道感染。如果这些物理性屏障无法获得，也应用个人弯曲的肘和手遮住口腔和鼻子，之后要立即清洗干净。医疗卫生机构中应该要有强有力的行为改善运动来推进这种活动。

通风的目的应朝着将潜在污染源移到排气口或能被有效稀释的区域。如通风系统应将传染性气体从患者和医护人员身边排走，用室外新鲜空气置换传染性气体。

根据当地条件选择通风系统控制环境（自然通风、混合通风 - 如风扇或其他机械方法通风），如根据建筑设计、建设、革新和使用。这些条件也要适合当地气候、法规、文化、社会经济条件和室外空气质量。

依据通风类型，通风阈值要求将有所不同（如循环空气与新风）。有以下两种方法测量通风效率。

1. 考虑空间大小（即每小时空气置换或 ACH）。
2. 考虑一个空间中的人数 [ 如升 /( 秒 ·人）]。

基于占有率的通风效率测量说明空间中每个人应该拥有一定的新风量。推荐稀释经空气传播的病原体的通风效率至少要达到 12ACH[24$m^3$ 的房间是 80 升 /( 秒 ·人 )]。

## 改善通风

在卫生服务操作区应通过频繁通风消除粉尘和微生物。房间越小，为保持干净需要的气流越大。所有工作区域都有一些自然通风设施，但在气温高时其新风量可能不足。通风不应与建筑内空气循环相混淆：通过通风用新鲜空气置换污染空气；而空气循环通过空气流动确保温度舒适性，但未置换新鲜空气。

无须花费大量资源去安装机械通风系统；开窗能对流通风并稀释和清除携带微生物的飞沫。多扇窗户可有助于根据风的状况调节气流，而且在许多情况下，使用花费低的措施能取得与花费高的通风系统一样好或甚至更好效果——见瑞士的案例。

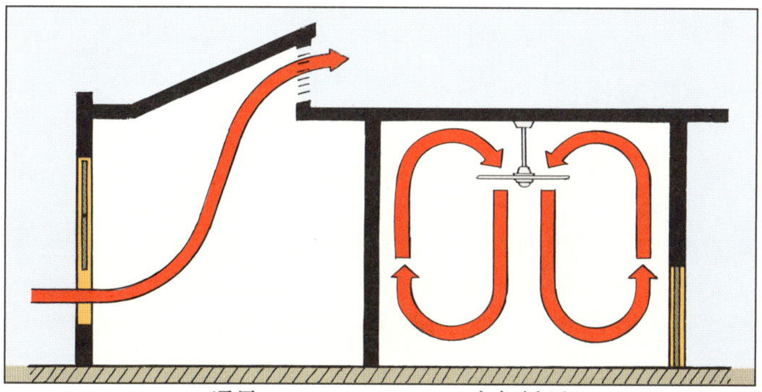


图3.2

**利用自然气流进行通风，尤其是水平气流**

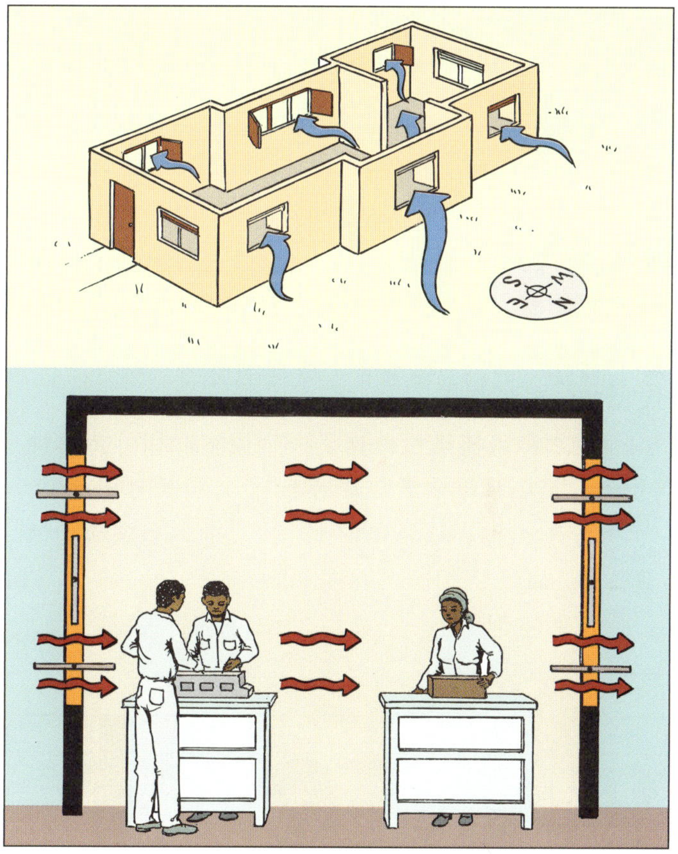

图3.3

**在房间对面开窗口创造自然通风**

## 案例

### 改善通风

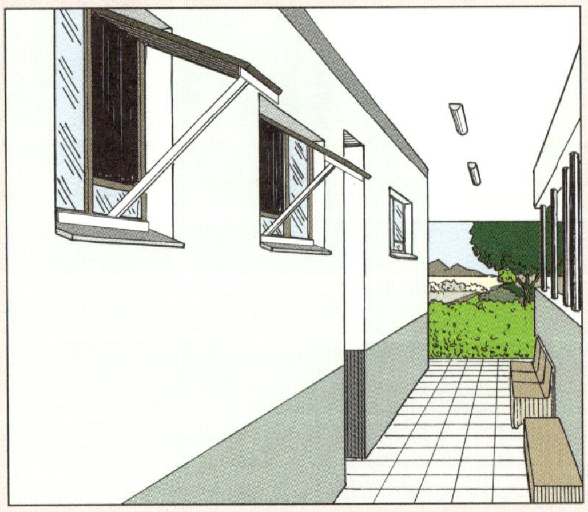

**现状**：瑞士一家医院的TB病区的通风效果差。窗户可用钩打开一些，但这不足以达到适当的通风。

**措施**：医院TB专家建议制作H型木质装置并插入窗户和窗户框架之间，使窗户开得更大，并保持开着状态。

**结果**：通风效果得以改善。患者和工作人员交叉感染的风险降低。

**成本和可持续性**：这是一个成本低和可持续性的解决办法，H型木质装置易于制作，可长时间使用。

与Bongiwe Radebe博士个人交流，皇家瑞士糖业公司，瑞士，2010年7月。

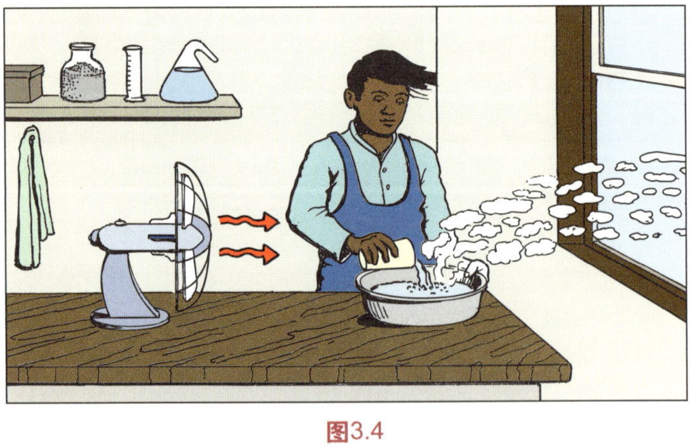

图3.4

**利用风扇将污染空气排出室外**

### 正确使用风扇

风扇可用于消除危险物质。受污染空气可通过开口被推到或吹向室外。气流速度应保持低水平以减少湍流，而且从工作场所排出的气体不应影响到室外人群。

### 使用紫外线灭菌（UVGI）装置

首先应考虑通过自然或机械通风系统来取得有效且充足的每小时空气交换量。但是，由于户外温度（冷空气）、建筑结构或高发病条件（耐多药结核菌病区），一些机构可能无法达到。在这种情况下可以考虑UVGI，尽管它应该只是辅助设备而不能代替通风系统。如果设计、安装、操作和保养不当，它可能对劳动者有危害。如果劳动者爬到高紫外线区域进行操作，如油漆、清洁和保养，他们可能也会遭受眼睛接触而导致的损害（ICN，2009）。UVGI应安装在天花板高处以保证工作人员不会盯着灯管，且风扇或通风设备已安装到位，可将房间上层消毒过的气体和下层潜在的污染气体相混合。

### 个人防护用品（PPE）

如果不能清除或消除职业性有害因素，要配备个人防护用品。参考**资料卡**3.9关于用于防护经空气传播职业性有害因素的个人防护用品。

常用防护用品有以下几种。

**1. 外科口罩**通常是由3层非纺纤维组成；它们提供针对大颗粒呼吸道飞沫的屏障保护。

谨记，使用一次性口罩时，如果没有正确穿戴会降低其保护效果，应遮住鼻子、口腔和下巴。确保带子和弹性金属条处于正确位置使得口罩穿戴舒适和位置固定。一个外科口罩通常可使用几小时但不能超过一天。当口罩变湿、损坏或弄脏时，都要进行更换。如果口罩表面被触摸过或穿戴者有咳嗽，那需要更频繁更换。使用过后，在处理前，应将口罩放在袋子或用纸包裹起来，并且要完全清洗手部。

2. N95、FFP2、FFP3 或更高等级的呼吸器，可以滤过颗粒物和小颗粒液滴，提供保护以免于吸入气溶胶和微生物。为了保证其正常发挥功能，有必要对呼吸器进行适合性检验。这与使用者密封检查不同。

在下列情况下，医护人员应使用专用呼吸器。

- 在进行与高风险空气传播病原体相关且可产生气溶胶的医疗操作时，如 TB 传播（如支气管镜检查、插管、化痰操作、吸取呼吸道分泌物、活检或运用高速装置进行肺部手术）。
- 当为 MDR-TB 和 XDR-TB 感染患者或疑似感染 MDR-TB 和 XDR-TB 的人提供服务时。

应该对通过咳嗽、打喷嚏、说话或呼吸道治疗产生大颗粒飞沫进行传播的已知或疑似感染微生物（流感、腮腺炎、麻疹和风疹）的患者采取飞沫防护措施。防护措施包括在离患者1米距离范围内工作时戴口罩，并将患者活动保持在最低水平。如可能，患者应在单人病房接受治疗。

所有医护人员和患者必须接受个人防护用品的正规培训。防护用品必须都可随时获得。值得一提的是，一个**外科口罩**是用来保护其他人免受戴口罩者的影响；如当 TB 患者走过走廊时它保护其他人，然而，N95 口罩或颗粒物呼吸器保护的都是**戴口罩者**。对 TB 患者来说，佩戴 N95 口罩是一种资源浪费，对其他任何人来说，佩戴外科口罩也是一种时间浪费。

探视者进入一个密闭空间并和传染性患者待在一起时，也应要佩戴颗粒物呼吸器。考虑到使用颗粒物呼吸器可能产生耻辱感，应在医护人员、患者和社区中开展强有力的针对行为改变的运动。**参考资料卡 3.9** 用于防护经空气传播职业性有害因素的个人防护用品，包括结核病；**资料卡 3.11** 结核病一般风险图，和**资料卡 3.12** 医疗卫生机构 TB 感染风险图。

## 案例

**乌克兰一家 TB 治疗机构中实施感染控制**

**现状：**乌克兰 TB 治疗医院存在医院内 MDR-TB 传播增多的风险。

**行动：**详细考虑资源有限和 MDR-TB 传播的高风险，决定将 MDR-TB 病人与 TB 敏感患者隔开，开设 MDR-TB 专区病房并采取强化的感染控制措施。

- 开展一项耐药性调查，确定年度 MDR-TB 患者人数。
- 选择 5 个 TB 防治部门（包括监狱系统）进行逐步和实质性重建。
- 为全员购买紫外线灯和呼吸器，并安装通风系统（由于技术条件不适合，监狱系统除外）。
- 评估 TB 感染控制实践来明确 MDR-TB 服务中感染控制的差距并形成建议。
- 培训员在 TB 感染控制中接受培训以提高 TB 工作人员的技能和知识；由国际专家和 DR-TB 部门的全员联合评估。

**结果和随访：**

- 建立感染控制委员会协调 TB 防治机构的感染控制工作。
- 对 TB 药房工作人员和流行病学家持续开展 TB 感染控制培训。
- 为 TB 防治机构制订感染控制计划并为 MDR-TB 防治部门提供必要的设备。
- 购买环境控制所需的空气质量评估工具。
- 制订与国际标准一致的全国感染控制指南。

**成本和可持续性：**重建相关部门所需花费。

与 Ihor Perehinets 博士个人交流，传染性疾病官员，WHO 乌克兰国家办公室，顿涅茨克 Oblast 结核病医院，2011。

## 案例

**加拿大发生 SARS**

**现状**：2003 年在加拿大急性病服务机构的 SRAS 暴发流行，对感染控制和职业卫生专业人员都有着深远影响。

**行动**：在 SARS 暴发前，感染控制是由医护人员根据工作场所政策来执行，没有进行有效性监测。SARS 暴发后，全国医护人员都变得更加主动去寻求关于正确使用个人防护用品和隔离政策。已经确定如下两个关键问题。

（1）在大多数急性疾病服务机构中缺少负压病房。

（2）许多医护人员既没有进行 N95 呼吸器的适合性测试，也没有进行使用培训。

**结果**：这次危机所学到的教训是医护人员对个人风险的认识有力地激发了对感染控制政策依从性的提高。机构关注医护人员的安全是最重要的。没有足够资源来支持感染控制依从性，医护人员可能意识到遵循操作规程的价值在降低。医疗卫生机构需要进一步改善医护人员工作条件，以便让劳动者感受到管理层的支持，并觉得医护人员的安全才是要优先考虑的问题。

*（Gamage，B.，in R. Rebman，2007.）*

（陈　亮　翻译；张　敏　审校）

# 检查要点3.4

## 在工作场所实施一项综合性的HIV和TB预防和关怀项目

### 原因简析

▪ 作为他们工作的一部分，许多医护人员每天都要面对HIV和TB接触。尽管HIV和TB之间可存在联合感染，大多数HIV和TB防治项目未将医护人员纳入其中。因此，本检查要点强调为医护人员提供HIV-TB预防、治疗和关怀项目。

▪ 期望为医护人员提供HIV和（或）TB预防、诊断、治疗和关怀。医疗卫生机构中医护人员因担心他们自己被感染而让HIV和TB患者产生羞辱感并产生歧视，并已造成相当数量的医护人员放弃这份职业。通过确保他们获得必要的HIV和TB预防、诊断和治疗，保护医护人员职业健康及其相关权益，这是医疗卫生机构的责任。这将有利于提高卫生服务质量。

▪ 由于服务于HIV和（或）TB患者，从事HIV和TB防治工作的医护人员也因此会遭受到羞辱和歧视。可能感染HIV的医护人员因担心失去工作而害怕公开他们的HIV感染状态。这种恐惧不仅增加他们自身获得TB联合感染的风险并妨碍及时诊断和治疗，同时也提高工作场所传播的风险。

▪ HIV感染使TB难以诊断；然而，及时和完整的TB治疗可提高感染者的健康状况，以减缓HIV疾病进程。即使有潜伏性TB感染，为HIV感染者提供异烟肼预防性治疗可降低其进展为活动性TB的风险。因此，同时强调HIV和TB是非常重要的。

▪ 关于HIV和劳动世界的国际劳工标准一致认为所有劳动者都有得到HIV防护和获得治疗、关怀和支持的权利，包括职业性和社会性保护覆盖水平；国际劳工组织（ILO）关于HIV、AIDS和劳动世界的建议书，2010（第200号）。

### 职业危害简述

Corbett在5个国家的医护人员中开展的一项研究表明，他们优先选择在其自己的单位接受HIV抗体检测而不是通过外部转诊。他们也更愿意在本单位或职工诊所中接受抗逆转录病毒治疗；参见以下两张图（Corbett，2007）。

3

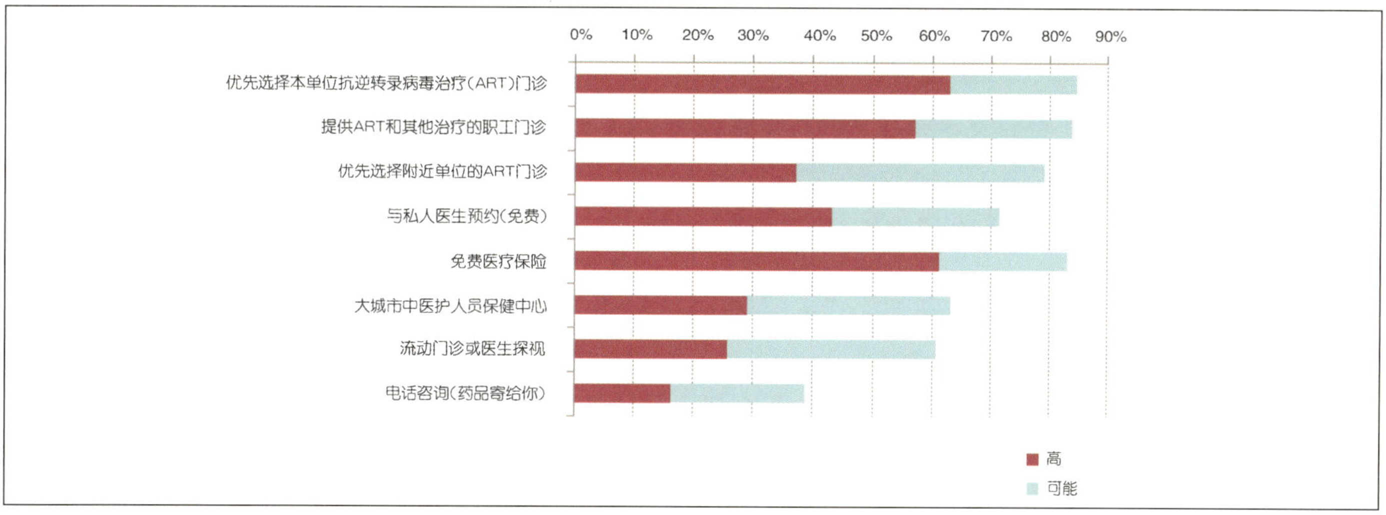


图3.5

**医护人员利用不同类型服务接受抗病毒治疗的可能性**

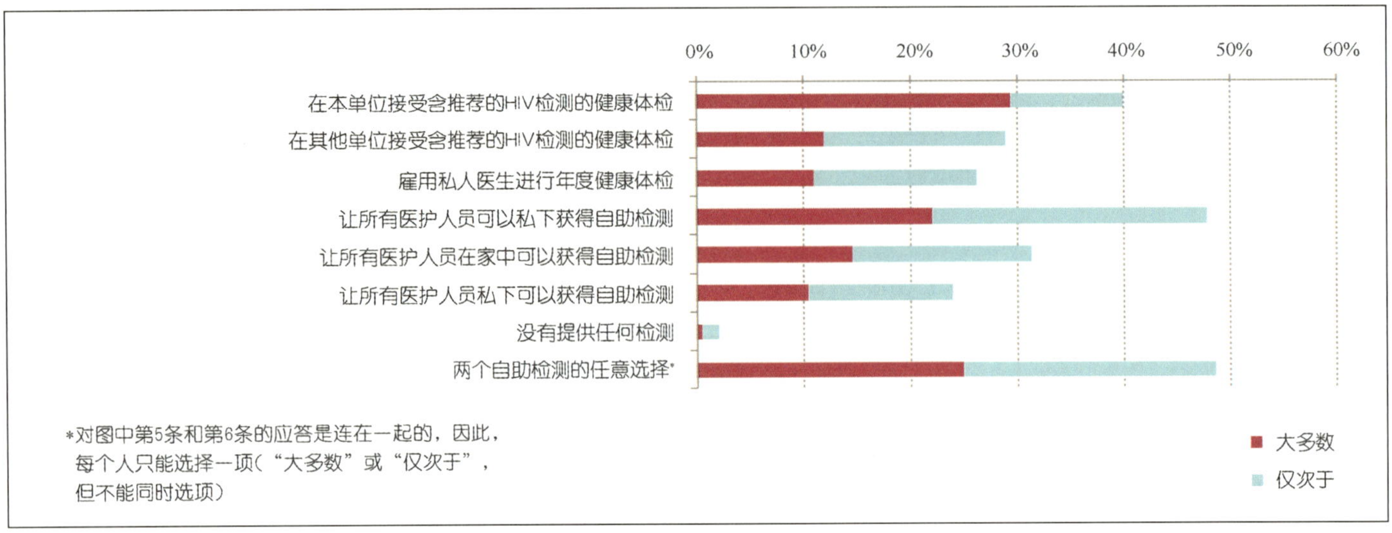


图3.6

**医护人员对最成功和较成功的提高HIV检测的策略的选择**

### 医护人员的 HIV 和 TB 服务包

所有医护人员应该给予正确的信息并鼓励他们如果出现提示 TB 症状时要接受 TB 诊断性调查。同样，所有医护人员应该给予正确的信息并鼓励他们接受自愿 HIV 检测和咨询。如果诊断为感染 HIV，应为他们提供一系列包括活动性 TB 定期筛查和获取抗逆转录病毒治疗在内的预防、治疗和关怀。如诊断为感染活动性 TB，为医护人员进行异烟肼预防性治疗或是接受全程抗 TB 治疗。HIV 阳性医护人员不应该被安排为已知或疑似 TB 患者提供医疗服务，特别是 MDR-TB 和 XDR-TB 患者。如必要，应将他们从接触 TB 高风险区域调离到较低风险区域工作。

## 改进方法

抗逆转录病毒治疗可以控制 HIV 感染的疾病进程，且必须让医护人员可以获得有效的 TB 治疗。诊断和治疗越早，疗效将更有效，并发症更少。因此，医护人员知道其感染状态，并进行定期感染监测是重要的。国际劳工组织和联合国艾滋病规划署在 2013 年为 VCT@work 联合发起全球倡议。通过在工作场所中促进自愿咨询和检测，以加强早期检测和治疗，将有助于实现零新发感染的全球目标。

## 工作场所 VCT 倡议

VCT@work 倡议的目标是到 2015 年覆盖 5 百万女性和男性工作人员，包括他们的家庭、抚养人群和周边社区。鉴于他们的 HIV 职业接触，医护人员是关键目标人群之一。劳工部、工会、用人单位、卫生部、国家 AIDS 委员会、VCT 提供者及 ART 中心等合作伙伴正在实施医护人员 VCT 运动，该运动建立在现有包括 HIV 自检在内的国家检测体系之上。

VCT@work 倡议根据如下几个支柱所建立：

- 知情同意。
- 保密。
- 咨询。
- 方便。
- 与关怀相结合。

与 2010 年 HIV 和 AIDS 建议书的基本原则相一致（第 200 号），如下几个条件必须适用于 VCT@work：

- 应该是自愿的。
- 应该是保密的。
- 医护人员不应该因他们的 HIV 感染而被歧视。
- 为感染 HIV 的医护人员提供合适的住宿；调整工作安排以减少 TB 接触的风险或根据他们的工作能力调整岗位确保能继续工作。
- 因病离岗应该与其他医学条件相一致。

## 接触后预防（PEP）

PEP 是指潜在接触后进行短期抗逆转录病毒治疗以减少 HIV 或乙肝感染的可能性。在医疗卫生机构中，PEP 应该作为标准防范内容的一部分。虽然早期 HCV 治疗证明有效，但不幸的是，目前 HCV 还没有 PEP 措施。

### PEP 操作规程

- 立即提供应急：用肥皂和水清洗接触过血液或体液的伤口和皮肤，用水冲洗黏膜。
- 评估接触后潜在的 HIV 或其他血源性病原体感染的风险（根据物质类型、身体的接触部位和接触严重性）。
- 检测源患者 HIV、乙型肝炎和丙型肝炎感染状况。
- 为发生职业接触的医护人员提供检测，同时提供咨询和医疗转诊。
- 同时为医护人员和患者保密。
- 保障追踪检测和临床评估。
- 如果需要，提供 PEP 和咨询。
- 分析职业接触案例，以改进医疗操作规程。
- 建立补偿规定以满足索赔之需。

努力加强卫生系统以保护医护人员，国际劳工组织、世界卫生组织和联合国艾滋病规划署已经制定了联合政策指南和相应的关于提高医护人员获得 HIV 和 TB 预防、治疗、关怀和支持服务的指南。如下资料盒列出联合指南中推荐的工作场所行动。

**世界卫生组织（WHO）- 国际劳工组织（ILO）- 联合国艾滋病规划署（UNAIDS）**
**关于提高医护人员获得性 HIV 和 TB 预防、治疗、关怀和支持服务的联合政策**

**指南工作场所行动**

1. **为所有医护人员制订、加强或扩展现有的职业卫生服务**以便能够获得 HIV 和 TB 预防、治疗和关怀服务。

2. 制订或**加强现有感染控制项目**，特别是关于 TB 和 HIV 感染控制，并结合工作场所卫生与安全项目以确保更加安全的工作环境。

3. 制订、实施和扩展**定期、免费、自愿和保密的 HIV 咨询和检测及 TB 筛查项目**，包括强调生殖健康问题，同时加大感染 TB 的医护人员家庭内病例发现的力度。

4. 在公立和私人医疗卫生机构及其他机构中，识别、改进和实施**职业卫生良好实践**和工作场所 HIV 和 TB 管理。

5. 为所有医护人员提供接触后预防的好处和风险的信息并为接触的医护人员提供免费和及时的**接触后预防**，确保接触后预防提供者能够得到正规培训。

6. 为有需要的**医护人员提供免费的 HIV 和 TB 治疗**，在没有职工诊所和（或）他们自己单位没有提供 ART，及医护人员更愿意选择场所外服务的情况下，按照非羞辱、性别敏感、保密和方便的原则促进服务的提供。

7. 在预防并发症的情况下，**为所有 HIV 阳性医护人员提供普遍可及的预防和关怀综合服务包**，包括异烟肼预防治疗和复方增效磺胺预防，以及好处和风险的正确信息。

8. **为所有医护人员制订和实施培训计划**，包括 TB 和 HIV 预防、治疗、关怀和支持的服务前、服务中和持续的培训；劳动者权利和降低羞辱感，将其纳入现有的培训项目中，包括管理者和劳动者代表。

世界卫生组织、国际劳工组织、联合国艾滋病规划署，2010。

如果现在还未制订工作场所政策、集体合同或行动计划，应该建立并作为贯彻实施联合指南策略的一部分。它们应该旗帜鲜明地强调性别特异性、反对性骚扰和性暴力。实用的工作场所支持措施包括以下几点：

- 培训同伴教育员（一线医护人员）。
- 提倡定期 VCT。
- 提供安全套。
- 促进预防母婴传播并提供相应服务。
- 支持同伴互助小组、转诊咨询、治疗和关怀。

## 案例

### 医护人员保健中心

**现状**

瑞士 HIV 患病率高，医生和护士也是受感染人群。许多医护人员因担心公开他们的 HIV 感染状态而暂缓寻求 HIV 检测和治疗。为了克服护士寻求治疗的抵触情绪，同时鼓励公开讨论对患者的歧视，护理协会决定动员他们的会员采取行动。

**行动**

瑞士护理协会（SNA）得到管理层的支持，在首都的主要医院为职工建立保健中心并作为综合保健计划的一部分。保健中心提供咨询、自愿 HIV 和 TB 检测，治疗并强调管理。在一些较小医疗卫生机构已设立“保健角”，SNA 也在全国范围内为护士组织关于 HIV 和 AIDS 对话。

**结果**

工作场所“保健角”不仅帮助护士接受早期 HIV 诊断并获得所需的治疗；护士，一旦他们在工作中感受到支持和安全感，将有助于减少来自卫生服务中患者所感受到的羞辱感和歧视。

国际公共服务，2011。

（陈　亮　翻译；张　敏　审校）

## 资料卡 3.1

### 生物性职业有害因素

生物性职业有害因素被公认为是对人类和其他生命有机体造成威胁的有机物。生物病原体与其他职业性有害因素之间的本质区别在于其具有繁殖能力。少量的微生物在适宜的条件下可在很短的时间内大量繁殖。最常见的生物性职业有害因素是以下几种：

- **细菌**，如大肠杆菌、结核病和破伤风。
- **病毒**，如流感，导致 SARS 的冠状病毒和 HIV。
- **真菌**，如鹅口疮。

医护人员通过接触体液接触到生物性职业有害因素，如可携带病毒或细菌的血液、尿液或细胞培养。接触动物产品（血液、组织、牛奶和蛋类）的餐厅工作人员也可接触到疾病和感染。

一些传染性病原体可直接传播：

- 通过感染者和正常人的身体直接接触。
- 通过咳嗽或喷嚏，飞沫扩散进入其他人的鼻子、眼睛或口腔黏膜。
- 当人被污染性物体注射或穿刺，如一支针具。

其他传染性病原体可间接传播。

- 通过接触食物、水、烹饪或餐具而传播：
- 通过昆虫（媒介）携带从感染者传播到正常人。

生物性职业有害因素通过以下方式进入体内：

- **吸入**：呼吸。
- **吸收**：通过破损皮肤直接进入人体，甚至通过有裂痕的皮肤或指甲，或通过黏膜进入人体。
- **摄入**：吞咽。
- **注射**：通过一次皮肤穿刺。

欧洲工作安全和健康管理局：生物病原体，2003。

（陈　亮　翻译；张　敏　审校）

## 资料卡 3.2

### HIV风险评估检查表

**回套针帽：**

- 卫生服务提供者是否回套针帽？

是：　总是□　有时□

否：　从不□

- 如果是，他（她）是用一只手回套□或两只手回套□？

**锐器收集容器（“锐器盒”）：**

- 锐器使用后放在哪里？

______________________________

- “锐器盒”是否放在手可及的范围内？

是□　否□

- “锐器盒”是否放在与视觉水平齐平或下面的位置？

总是□　从不□

- “锐器盒”装载量是否低于2/3容量？

总是□　从不□

- “锐器盒”是专产专用□或其他用途而调整□？

**个人防护用品：**

- 服务提供者是否使用手套？

总是□　有时□　从不□

- 能使用的手套是什么类型？

乳胶□　硝酸纤维膜□　氯丁橡胶□

- 服务提供者是否使用眼保护设备？

总是□　有时□　从不□

- 眼保护装置是什么类型？

护目镜□　面具□　其他：______

**在工作场所可观察到的某种高危操作：**

*抽血*

- 使用的器械：针具和注射器种类

□蝶形针　□真空采血管　□其他______

- 这些器械是否有安全保护装置？

是□　否□

- 服务提供者是否回套针帽？

从不□　用一只手□　用两只手□

- 锐器使用后是否放在“锐器盒”中？

总是□　有时□　从不□

*插入静脉置管*

- 针具和导管使用的类型：______
- 这些器械是否有安全保护装置？

总是□　有时□　从不□

- 是否将无针器械用作辅助置管（背负式）？

总是□　有时□　从不□

- 服务提供者是否回套针帽？

从不□　用一只手□　用两只手□

- 锐器使用后是否放在“锐器盒”中吗？

总是□　有时□　从不□

*注射*

- 任何注射器和针具消毒后是否重新使用？

总是□　有时□　从不□

- 器械是否有安全保护装置？

总是□　有时□　从不□

- 背负式辅助置管（piggyback）中是否使用无针器械？

总是□　有时□　从不□

- 服务提供者是否回套针帽？

从不□　用一只手□　用两只手□

- 锐器使用后是否放在“锐器盒”中？

总是□　有时□　从不□

*外科干预*

- 是否使用中性区（一个人将工具放置于无菌区域，便于外科医生自己取和使用）？

总是□　有时□　从不□

（陈　亮　翻译；张　敏　审校）

## 资料卡 3.3

### 血源性病原体职业接触的急救

**经皮接触后：**

- 让伤口自然流血。
- 不压迫或者摩擦受伤部位。
- 立即用肥皂或者不会刺激皮肤的温和液体清洗伤口。
- 若无流动水，用一种胶体或者洗手液清洗伤口。
- 因可能刺激伤口并使伤害恶化，**切勿**使用任何强刺激性液体，如漂白剂、碘或乙醇产品。

血液或体液溅到完整皮肤后。

- 马上用流动水冲洗溅到部位。
- 若无流动水，就用胶体或者洗手液清洗伤口。
- **切勿**使用乙醇消毒剂。

**眼睛接触后：**

- 马上用水或者生理盐水冲洗接触眼睛。
- 坐在一张椅子上，头往后倾斜并让人轻轻地将水或生理盐水注入眼睛，轻柔地上下拉动眼皮，确保将眼睛完全清洗干净。
- 若佩戴隐形眼睛，在冲洗时不要取出，它们是眼睛的屏障并将保护眼睛。一旦将眼睛清洗完毕，取出隐形眼睛并按常规方法进行清洁。这将确保再次佩戴安全。
- **切勿**在眼睛内使用肥皂或者消毒剂。

**口腔接触后：**

- 立即吐出液体。
- 用水或生理盐水彻底漱口，并再次吐出，将这个步骤重复几次。

**切勿**在口腔内使用肥皂和消毒剂。

在所有情况下，都应清楚记录和报告职业接触事故：发生的人物、时间、地点、事情经过和处理结果。

（陈　亮　翻译；张　敏　审校）

## 资料卡 3.4

### 世界卫生组织乙肝免疫接种备忘录

医护人员乙肝免疫接种有效方法备忘录

**医护人员存在 HBV 接触风险？**

是的：HBV 是一种重要的医护人员职业性有害因素。

全球医护人员中大约 37% 乙肝感染是职业接触的结果。

世界卫生组织推荐医护人员接受乙肝疫苗免疫接种。世界卫生组织全球工人健康行动计划号召成员国制订和实施医护人员职业防护政策和规划，包括乙肝免疫接种。

**乙型肝炎是什么？**

HBV 是攻击肝脏并可引起危及生命的急性和慢性疾病的病毒性感染。慢性感染人群有 15% ~ 25% 的风险早死于 HBV 相关肝硬化和肝癌。在全球范围内，估计有 20 亿人曾经感染 HBV，而且超过 3.5 亿人有慢性肝炎感染。

医护人员甚至通过接触针刺伤害或血液污染设备穿刺的少量血液就能感染 HBV。

**医护人员如何能被保护而免于 HBV 感染？**

- 免疫接种。
- 坚持标准防范。
- 对医护人员培训关于传播模式和预防措施知识。
- 确保获得接触后管理服务。
- 记录和报告血液和体液职业接触。

> 做好准备：解释常见的乙肝疫苗相关问题
>
> 乙肝疫苗的有效性和安全性如何？
>
> *乙肝疫苗可有效地预防 95% 乙型感染病毒感染并避免转为慢性。自从 1982 年使用乙肝疫苗以来，全世界已有超过 10 亿人接受接种。*
>
> 乙肝免疫接种的好处是什么？
>
> *乙肝免疫接种保护和提高医护人员、患者和家庭成员的健康。对用人单位而言，接受接种的劳动力有助于获得健康的劳动力。*
>
> 乙肝免疫接种潜在的不良反应是什么？
>
> *潜在的不良反应包括注射部位潮红、肿胀和疼痛。严重后果非常罕见，曾经报告呼吸困难、皮疹和休克。*

### 检查表

**确保面向医护人员成功的免疫接种运动**

*医护人员免疫接种行动计划*

- ☑ 确定负责部门（如职业卫生机构）。
- ☑ 实施职业卫生和免疫接种政策和指南。
- ☑ 将免疫接种活动纳入现有卫生与安全计划。
- ☑ 分配人力和财力资源。

*提高免疫接种覆盖率的有效策略*

- ☑ 阐明管理层对医护人员健康的承诺，包括提供接触防护所需的各种资源。
- ☑ 提供和促进可及的和免费的现场接种。
- ☑ 通过签订知情同意书或者拒绝书，建立免疫接种参与制度。
- ☑ 培训医护人员关于 HBV 相关职业风险、疫苗有效性和其他措施。
- ☑ 反复提醒确保完成全部3剂次乙肝疫苗接种。
- ☑ 将免疫接种纳入到医护人员和学生上岗前培训。
- ☑ 定期监测免疫接种覆盖率。

*谁要接受免疫接种？*

- ☑ 任何从事直接的患者接触或处理血液污染物品的医护人员都存在职业接触风险。
  - 内科医生、护士、实验室人员、口腔医生、药剂师、助手和类似医护人员。
  - 后勤工人，如运送员、清洁工和废弃物收集工。
- ☑ 正在医疗卫生机构接受现场培训的学生。

*乙肝免疫接种*

- ☑ 推荐免疫接种程序：0、1 个月和 6 个月。
- ☑ 剂量：1ml，肌内注射。
- ☑ 血清学检测。
  - 接种前：未提示。
  - 接种后：未被要求作为常规项目的内容。

*WHO, 2007.*

（陈　亮　翻译；张　敏　审校）

## 资料卡 3.5

### 预防医护人员血源性病原体职业传播的综合性方法

快速浏览关键要素

#### 1. 应用优先控制原则进行风险控制

控制血源性病原体（BBPs）传播的方法按照有效性顺序按如下列举。最优的预防措施就是在源头消除职业危害。

| 从这里开始 | 举例 |
| --- | --- |
| （1）消除职业危害<br>清除工作区域危害 | ☑避免所有不必要的注射<br>☑使用无针注射器和无针静脉系统 |
| （2）工程控制<br>隔离或清除工作场所职业性有害因素 | ☑防刺穿“锐器盒”<br>☑钝针具或自毁针具 |
| （3）管理控制<br>实施政策、操作规程和培训以减少职业性有害因素接触 | ☑针刺伤害预防委员会<br>☑标准防范<br>☑职业性有害因素和预防措施培训<br>☑符合医疗废弃物管理国际指南 |
| （4）安全卫生操作规程控制<br>通过改变医疗操作规程减少职业危害接触 | ☑不回套针帽<br>☑在手可及范围内放置“锐器盒”<br>☑“锐器盒”装到2/3时倒掉 |
| （5）个人防护用品（PPE）<br>在工作人员和职业性有害因素之间设置 | ☑根据血液和体液接触风险正确使用个人防护用品（口罩和眼保护装屏障，手套、防护大褂和围裙等） |

#### 2. 为医护人员提供职业卫生培训

医护人员需要知晓其血源性病原体感染的风险和保护自己的方法。

培训的关键要素包括以下几点。

- 感染风险和传播模式；预防措施的效果。
- 职业安全卫生相关的法律权利和义务。
- 针刺伤和其他血液和体液接触的报告流程。
- 练习正确使用个人防护用品。
- 定期更新、培训和研制新产品和操作规程。

#### 3. 实施标准防范

标准防范是指一整套设计用于保护医护人员和患者免受已知和未知来源的传染性病原体影响的、简便的有效措施。这些措施包括以下几点。

- 确保手卫生产品的可及性（如干净水、肥皂、专用干净纸巾和乙醇擦手液）。
- 遵守世界卫生组织手卫生实践。
- 不回套针帽。
- 在操作点使用和配备防刺穿和防渗漏“锐器盒”。
- 根据血液接触类型使用正确的个人防护用品（手套、防护服，面罩和眼睛保护及面具等）。
- 直接接触血液、破损皮肤和黏膜时使用手套。
- 用防水敷料遮住工作人员身上所有割伤和磨损处。
- 及时和仔细清洗血液溅出物。

#### 4. 确保获得接触后管理

- 贯彻实施指南，包括急救、报告流程和接触后随访管理流程（风险评估、接触后预防和管理）。
- 为医护人员提供积极的、免责的和保密的职业接触报告环境。
- 如可能而且必要的话，提供接触后预防（阳性接触源后给予乙肝免疫球蛋白）和乙肝疫苗（若之前没有免疫接种过）。
- 利用一套标准监测系统记录职业接触（如EPINet）。
- 利用职业接触登记数据，通过建议改进政策、医疗操作规程或产品调整进行预防。

#### 预防血源性病原体接触工具

泛美卫生组织、世界卫生组织和美国国家职业安全与卫生研究所（NIOSH）已经制订预防血源性病原体传播的工具箱。

保护医护人员：预防针刺伤害工具包。可查：

http://who.int/occupational_health/activities/pnitoolkit/en/index.html（英语），http://who.int/occupational_health/activities/pnitoolkit/index.html（西班牙语）

其他资料：卫生行业工作人员健康与安全。可访问网站查阅：

http://www.bvsde.ops-oms.org/sde/ops-sde/ingles/bv-saludtrab.shtml

（陈　亮　翻译；张　敏　审校）

## 资料卡 3.6

WHO卫生服务标准防范备忘录

### 背景

标准防范是指同时减少已知和未知来源的血源性病原体和其他病原体的传播风险的措施，作为对所有患者护理过程中的最低要求，应采取基本的感染控制防范措施。

**手部卫生**是标准防范的一项重要组成部分，也是预防与卫生服务相关病原体传播的最有效方法之一。除了手部卫生，应根据风险评估和预测的血液及体液直接接触范围或病原体，指导**个人防护用品的使用**。

除了提供服务时医护人员应遵守医疗操作外，医疗卫生机构中任何个人（包括患者和探视者）应该遵守感染控制措施。控制传染源中病原体扩散是避免传播的关键。在传染源控制中，**呼吸卫生/咳嗽礼仪**，在SARS暴发流行期间所制订，现被公认为标准防范的组成部分。

全球范围内标准防范加速运用将减少与卫生服务相关的不必要的风险。促进**制度化的安全文化建设**有助于提高与推荐性措施的一致性，从而降低医护人员的职业风险。提供充足的医护人员配置和供应保障，领导层承诺，以及培训医护人员、患者和探视者，这些都是加强医疗卫生机构安全文化建设的关键要素。

### 重要建议

- 促进安全文化氛围是预防卫生服务病原体传播的核心要素。
- 标准防范是在为所有患者提供服务时所采用的最低水平的防范措施。
- 风险评估是关键。评估所有卫生服务操作以确定所需要的个人防护措施。
- 通过促进呼吸卫生和咳嗽礼仪，对有呼吸道症状的所有人实施感染源控制措施。

### 检查表

**卫生政策**

☑ 促进一个安全文化建设。

☑ 制订促进感染控制措施实施的政策。

**手部卫生**

☑ 通过擦手和洗手做好手部卫生(详细内容见表)。

☑ 如果手上有可见的污染，或接触到已被证实的及高度疑似的可形成孢子的微生物，以及在使用洗手间后，用肥皂和水洗手。否则，如果条件容许，可用备好的乙醇擦手。

☑ 确保配有干净流动水的洗手设施。

☑ 确保配有手卫生产品（干净水、肥皂、专用纸巾和乙醇擦手液）。最好在提供服务时配有乙醇擦手液。

**个人防护用品（PPE）**

☑ 在开始任何卫生服务操作前**评估接触到身体物质和污染表面的风险**。作为一项常规工作长抓不懈！

☑ 根据风险评估选择接触后预防。

- 干净的无菌手套。
- 干净的无菌防水服。
- 口罩和眼保护设备或一副面罩。

**呼吸卫生和咳嗽礼仪**

- 培训医护人员、患者和探视者。
- 咳嗽或打喷嚏时遮住口腔和鼻子。
- 接触呼吸道分泌物后做好手部卫生。
- 空间隔离急性发热呼吸道症状的患者。

*WHO, 2007a.*

（陈　亮　翻译；张　敏　审校）

3

## 资料卡 3.7

### 医疗卫生机构标准防范的建议

**快速浏览关键要素**

**1. 手部卫生**

***技术概述：***

▪ 洗手（40～60 秒）：将手弄湿并抹上肥皂；擦洗表面；彻底冲洗手并用一次性纸巾完全擦干；用纸巾关掉水龙头。

▪ 擦手（20～30 秒）：抹上足量的产品以覆盖手部全部；擦洗手部直至变干。

***指征概述：***

▪ 在任何直接接触患者和患者间接触之前和之后，不管是否戴手套，都要做手卫生。

▪ 在手套脱掉后马上做手卫生。

▪ 在操作侵入性器械之前做手卫生。

▪ 在接触到血液、体液、分泌物、渗出液、破损皮肤，以及污染性物品之后，即使戴手套，也要做手卫生。

▪ 在患者护理过程中，当从患者的污染部位移到干净部位时，做手卫生。

▪ 在直接接触患者身边的无生命的物体之后，立即做手卫生。

**2. 手套**

▪ 在触摸血液、体液、分泌物、渗出液、黏膜和破损皮肤时要戴手套。

▪ 在同一个患者进行医疗操作之间直接接触潜在传染性物质时，要更换手套。

▪ 在触摸非污染性物品和表面之前，以及去看另一个患者之前要脱掉手套，脱掉手套后要立即做手卫生。

**3. 面部保护（眼睛、鼻子和口腔）**

▪ 在进行可能产生血液、体液、分泌液和渗出液溅出或喷出的操作过程中，戴上外科口罩和眼保护装置（眼盔、护目镜）或面罩，保护眼睛、鼻子和口腔黏膜。

**4. 防护服**

▪ 为保护皮肤和避免弄脏衣服，在进行可能产生血液、体液、分泌液和渗出液溅出或喷出的医疗操作时穿戴防护服。

▪ 操作完成后，尽快脱掉受污染的防护服，并做手卫生。

**5. 预防针刺伤和其他锐器伤**

使用条件有以下几条：

▪ 操作针具、手术刀和其他锐器或设备。

▪ 清洁使用过的器械。

▪ 处理使用过的针具和其他锐器。

**6. 呼吸卫生和咳嗽礼仪**

有呼吸道症状的人应当采用感染源控制措施。

▪ 当咳嗽 / 打喷嚏时用纸巾或口罩遮住口鼻；处理使用过的纸巾和口罩，以及在直接接触呼吸道分泌液后做手卫生。

**医疗卫生机构应：**

▪ 如可能，在共同候诊区，急性发热呼吸道症状患者至少要与其他人保持 1 米（或 3 英尺）的距离。

▪ 在医疗卫生机构的入口处张贴醒目警示标识，指导有呼吸系统症状的候诊者做好呼吸卫生 / 咳嗽礼仪。

▪ 考虑在共同候诊区及呼吸系统疾病患者检查区配备手卫生资源、纸巾和口罩。

**7. 环境清洁**

▪ 充分利用操作程序对环境和其他频繁接触的表面进行常规清洁和消毒。

**8. 床单**

▪ 按下列方式操作、运输和处置使用过的床单。

• 防止皮肤及黏膜接触和污染床单布料。

• 避免病原体传播到其他患者和（或）环境。

**9. 废弃物处理**

▪ 确保安全管理废弃物。

▪ 根据当地法规，处理被血液、体液、分泌物和渗出物污染的废弃物和临床废弃物。

▪ 与人体组织和标本处理直接相关的实验室废弃物应当按照临床废弃物处理。

▪ 正确丢弃一次性用品。

**10. 患者护理用品**

▪ 按规定处理被血液、体液、分泌物和渗出物污染的用品，以防皮肤和黏膜直接接触、污染布料，以及病原体传播到其他患者和（或）环境。

▪ 用在另一患者之前，要正确清洁、消毒和重新处理可重复使用的用品。

世界卫生组织卫生服务中手卫生指南（进一步修改的草案），可访问网站查询：

http://www.who.int/patientsafety/information_centre/ghhad_download/en/index.html

SIGN 联盟网址：http://who.int/injection_safety/sign/en/

*WHO, 2007a.*

（陈 亮 翻译；张 敏 审校）

## 资料卡 3.8

### 用于防护血源性病原体的个人防护用品

**安全护目镜 / 眼镜和面罩**

这些物品可以保护眼睛免于直接接触可通过黏膜进入体内的感染性血液、液滴或体液。

应使用标准的护目镜（如 EU EN166；U.S.A NSIZ87.1-1989）。护目镜应舒适地适应面部，以提供足够的保护；如需要，应使用一个面罩保护整个面部。没有边罩的眼镜只能保护从前面液体飞溅。

应用液体肥皂定期清洗面罩和护目镜 / 眼镜。如被血液污染，要在 1 ∶ 49 稀释漂白液中浸泡，然后用干净水冲洗；擦干后放入塑料袋，并储存于柜子里；要定期检查，如变形、破裂、刮擦或松弛需要更换。

**手套**

这些物品保护手免于直接接触血液、液滴、其他体液和组织，或病原体污染的物品。它们也能保护开放性伤口免于感染。

大多数手套是一次性的。与供应商一起检查手套的化学耐受性。手套应舒适地适应手形，不应妨碍活动或影响感觉。

- 剪短指甲避免刺穿手套。
- 如果处理高危物质可戴两层手套。
- 使用前后要彻底洗手并擦干。
- 使用前检查撕裂或者刺破。
- 污染手套应放在标有“生物性职业有害因素”警示标识的特殊垃圾袋进行处理。系紧袋子并放在指定地点进行特殊处理。

丁腈橡胶或合成手套优于乳胶用于处理化学品和危险性药物。

（陈　亮　翻译；张　敏　审　校）

## 资料卡 3.9

### 用于防护经空气传播的职业性有害因素的个人防护用品

必须根据 TB 传播给患者、工作人员，或家庭 / 社区成员的风险评估结果选择个人防护用品。参与 TB 服务和管理的每个人应该得到标准原则和防护用品使用的培训。无论在哪里提供医疗卫生服务，都应保障医护人员可以获得足量的一次性手套和口罩 / 呼吸器。当感染控制团队提出建议时，应保证医护人员能获得一次性塑料围裙或防护服。

**4 种个人防护用品：**

**1. 口罩 / 呼吸器**（适合性检验、使用期限和保存）

了解面罩和呼吸器之间的差异非常重要。

**面罩 / 外科口罩：**

- 通过捕获大的湿颗粒物防止微生物从穿戴者扩散至其他人。
- 不能保护穿戴者吸入空气中小的感染性飞沫。
- 必须足够大以完全遮住鼻子、下脸部、下巴和脸部头发。
- 必须是由防水材料制成。
- 疑似和已知 TB 患者因基本医疗操作要离开隔离室时应考虑使用。

**呼吸器：**

- 保护穿戴者免于吸入飞沫。
- 过滤传染性气溶胶。
- 与佩戴者脸部严密贴合以防止边缘泄露。

N95 呼吸器（美国标准）或 FFP2 和 FFP3（欧洲标准）过滤 95% 以上的空气动力学直径 0.3μm 的颗粒物。护理确认或疑似传染性 TB（特别是 MDR-TB）患者和在传染性 TB 患者中进行可产生气溶胶的医疗操作时：如支气管镜检查、插管、化痰、使用高速器械进行肺部手术或活检，推荐医护人员使用 N95、FFP2 或 FFP3 呼吸器。它们是一次性的但可被再次使用。湿度、灰尘或破碎是呼吸器功能减退的重要原因。

如果呼吸器不合适，传染性飞沫核可很容易地进入呼吸道，导致潜在感染，故医护人员需要进行个人防护用品适合性检验。医护人员需要接受正确使用呼吸器的培训。所有人员进入高危区域都要求佩戴呼吸器，如化痰室、支气管镜检查室、活检室、DR-TB 患者室，或有已知或疑似 TB 患者的任何地方。

使用呼吸器时，必须有一项呼吸器规划。

- 书面操作规程应该描述呼吸器的使用时间和使用方法。
- 医护人员应接受筛查，以确保他们在佩戴呼吸器时，其身体胜任医疗操作。
- 培训应包括 TB 传播风险和预防方法的信息，同时还有呼吸器的正确使用。
- 应选择满足保护标准的呼吸器（N95、FFP2 或 FFP3）。需要配备几种规格的呼吸器，以满足医护人员的不同脸型。每年要开展适合性检验，以确保订制、供应和储备合适的呼吸器。
- 必须将呼吸器保存在干燥和干净之地（而不是在塑料袋中），而且绝不要尝试去消毒一个呼吸器。
- 应定期评价呼吸器项目。

医护人员应通过适合性检验。

- 在最初使用之前、之后要定期进行。
- 无论何时，使用不同面罩呼吸器（尺寸、类型、模式或做工）时。
- 无论何时都要观察或报告工作人员身体或工作条件改变可能影响呼吸器的适合性。

### 2. 手套

穿戴手套不能替代洗手要求。对已被评估具有血液、体液、分泌液和渗出液接触风险的所有医疗活动都必须穿戴手套；收集痰液；处理污染物品和表面；直接接触无菌部位和破损皮肤或黏膜，以及当处理锐器或污染器械时。

- 手套必须作为一次性物品来穿戴。在一次直接接触患者或对患者治疗前立即戴上，而且在操作完成后应尽快脱掉。
- 在为不同患者护理之间，或在同一患者护理/治疗的不同医疗操作之间需要更换手套。
- 手套必须作为临床废弃物进行处理，而且手部要消毒，最好是在手套脱掉后用液体肥皂和水洗手之后。
- 必须在所有临床区域都能获得手套。
- 患者和工作人员对天然乳胶过敏必须记录在案，而且必须能获得天然乳胶的替代品。

**手套要：**

- 穿戴正确的尺寸。
- 操作期限延长要更换手套。
- 保持短指甲。
- 使用水性手霜和保湿霜。

**手套不要：**

- 不要使用油性手部护肤液或手霜。
- 不要使用香水型手部护肤液或手霜。
- 不要将手套保存在极端温度的区域。

### 3. 塑料围裙/防护服

塑料围裙和防护服应当防水，以提供保护免受体液的影响。在与患者密切直接接触和衣服可能存在被病原微生物、血液、体液、分泌液或渗透液污染时必须穿戴。

塑料围裙/防护大褂应是一次性用品，或者一次操作或护理后，作为临床废弃物丢弃和处理。

### 4. 眼睛保护装置

包括清晰的塑料护目镜、安全眼镜、面罩和眼盔。护目镜对眼睛提供最好的保护。当存在血液、体液、分泌液或渗出液溅到脸和眼睛的风险时，必须穿戴眼睛保护装置。

（陈　亮　翻译；张　敏　审校）

3

## 资料卡 3.10

### 手部卫生

手部卫生是预防感染传播的有效措施，但常被忽视。良好的手卫生可明显减少感染，即使在戴手套的情况下也应做好手部卫生。可通过洗手或使用乙醇擦手而达到手部卫生。

**应该这样洗手：**

- 液体肥皂 / 皮肤消毒剂。
- 流动的温水。
- 搓洗。
- 用一次性纸巾完全擦干。

**应使用皮肤消毒剂清洗手部；如氯己定：**

- 在无菌操作前。
- 接触身体分泌物和渗出液后，如痰。
- 处理受污染的衣服或用品后。
- 清洁溅出物后。
- 在脱掉受污染的保护性衣服物品后，如口罩、呼吸器、手套和围裙。

**应使用液体肥皂清洗手部：**

- 在开始工作前和在每次任务完成后。
- 护理任何患者前后。
- 无论何时手上有可见污染或被灰尘及有机物污染（如脱掉手套后）。
- 准备餐饮前。
- 在治疗前。
- 使用卫生间后。
- 在为不同患者护理之间，或在同一患者不同护理操作之间需要消毒手部。
- 割伤和破损部位必须用防水敷料遮住。
- 指甲要短、干净且不涂指甲油。临床医护人员不应戴假指甲。
- 应定期检查手部卫生资源和个人操作，并将结果反馈给医护人员。
- 进行风险评估教育和培训，有效地手部卫生和手套应是全员培训的一部分。

**使用无菌擦手液：**

- 在为不同患者护理之间或在同一患者不同护理操作之间，只要手部没有被污染，乙醇擦手就是一种替代洗手的方便而有效的方法。它们必须是无赃物和有机物质。擦手液必须与手部表面全面直接接触。手部必须用力擦拭直到擦手液挥发和手部变干，特别要关注指尖。在连续使用乙醇和擦手液几次后要用肥皂和水清洗手部。
- 工作人员应注意手部消毒产品潜在的损伤后果。鼓励他们定期使用润手霜，上班前和下班时要保持皮肤完整。所有医疗卫生机构都应制作乙醇擦手液，便于让患者获得。

（陈　亮　翻译；张　敏　审校）

## 资料卡 3.11

### TB 一般风险图

| | |
|---|---|
| 接触 | 持续接触、拥挤、通风差和地区内TB流行增加接触风险 |
| 感染 | 感染的风险取决于吸入的杆菌数量（更长时间的接触将增加）、杆菌的毒性、个体的免疫力（他/她是否有肿瘤、HIV等），以及接触已知感染者（家庭、朋友和同事） |
| 活动性TB<br>耐药性TB | 进展成为活动性TB的风险取决于个体整体健康状态、免疫状态、吸烟、乙醇滥用、营养不良、贫穷、年龄及接触工业烟雾和蒸气<br>在直接接触已知感染者的情况下，10%的TB感染者将发展成为活动性TB<br><br>发展成为耐药性TB的风险是因为对治疗给药信息不理解、患者缺乏依从性、难以获得治疗、药品质量差（过期、不正规生产）、治疗时间或量不足或间断的药品供应，导致结核治疗不充分<br>接触活动性耐药性TB是另一风险 |
| 病死率 | 未接受治疗的活动性TB患者5年内发生死亡的风险是50%～70%。尽管TB是可治愈的，MDR或XDR更难治愈并导致病死率更高。TB患者同时有HIV感染将增加死亡概率 |

*摘自：International council of Nurses, 2011.*

（陈　亮　翻译；张　敏　审校）

## 资料卡 3.12

### 医疗卫生机构 TB 感染风险图

**所有步骤中都存在的一般风险**

- 不熟悉感染控制流程的患者可传播或被感染。
- 缺乏合适通风增加所有区域感染的风险。
- 缺乏，或误用个人防护用品。
- 错误使用感染控制措施增加感染传播的风险。
- 过度拥挤和预约时间表不合理导致等候时间更长和等候空间更拥挤，从而增加传染性病原的接触。
- 护士、医生、接待员或后勤人员可在不知情的情况下感染，并让患者和探视者处于风险之中。

<table>
<tr><th>1<br>患者到达医疗卫生机构</th><th>2<br>患者在候诊区</th><th>3<br>患者与护士见面</th><th>4<br>患者接受 TB 诊断检查</th><th>5<br>痰标本送至实验室</th></tr>
<tr><td colspan="2">■ 接待员因频繁接触而处于风险之中<br>■ 尚未诊断的且不知晓TB知识或感染控制的TB患者可对其他人造成最大的风险<br>■ 因病例未诊断，缺乏感染控制措施和过度拥挤可导致在患者、探视者和工作人员中扩散感染<br>■ 未接受感染控制操作培训的患者可传播感染</td><td colspan="3">■ 有症状且提示活动性TB的患者将对其他人造成风险，必须及时隔离和诊断<br>■ 痰涂片阳性、胸部X线摄影显示空洞，以及用力、频繁咳嗽的患者最具有传染性<br>■ 未坚持采取感染控制措施的患者可感染护士和其他人（如对着某些人的脸咳嗽）<br>■ 采集痰液的风险很大，必须正确操作（如户外、不要面对任何人、在咳嗽室）<br>■ 不正确采集痰液标本可能会误诊为阴性，从而让他人处于风险之中<br>■ 放射室通常密闭且通风差<br>■ 痰液标本保存量不足或在送至实验室之前保存时间太长，特别是需要送到外单位进行检测的<br>■ 处理标本和操作机器不正确使实验室工作人员处在风险之中</td></tr>
</table>

<table>
<tr><th>6<br>疑似 TB 患者被收住病房</th><th>7<br>痰涂片确认 TB 阳性患者开始直接观察下治疗（DOT）</th><th>8<br>患者待在病房继续治疗（强化期）</th><th>9<br>患者转变为痰涂片阴性</th><th>10<br>患者回到社区继续医学治疗</th></tr>
<tr><td colspan="3">■ 前期所有风险因素都适用<br>■ 病床空间不足可能导致不同菌株之间交叉感染<br>■ 不正确隔离患者（HIV/涂片阳性/耐药），住着传染性患者的病房，特别是耐药性病例，不应当放置于其他人可能必经之地<br>■ 随着时间的推移，患者和工作人员可能降低对感染控制措施的依从性，而将他人置于风险之中<br>■ 不正规治疗（治疗没有持续、剂量错误、不规则给药和药物错误）妨碍恢复，并产生转变为耐药性TB的风险；耐药性TB诊断延迟导致耐药性的进一步传播<br>■ 治疗的副反应增加中断治疗的风险<br>■ 不正确监测患者的治疗药物和感染控制依从性，可能导致重复感染<br>■ 洗手设施和实践不充分<br>■ 患者不戴口罩在病房内走动、使用电梯和共用卫生间<br>■ 探视者可能不知晓风险和感染控制措施</td><td colspan="2">■ 患者回到社区可能会遇到羞辱感和歧视<br>■ 患者可能会回到之前的状态或行为（如乙醇滥用、无家可归和营养不良）<br>■ 一旦感觉较好，他/她可能提前停止治疗——其他优先问题可能分散注意力<br>■ 直接观察下治疗（DOT）在社区可有困难<br>■ 治疗副反应可能导致治疗中断</td></tr>
</table>

*摘自：International council of Nurses, 2011.*

（陈　亮　翻译；张　敏　审校）

# 参考文献


- Cardo, D.M. et al. 1997. "A Case–Control Study of HIV Seroconversion in Health Care Workers after Percutaneous Exposure" in *The New England Journal of Medicine*, Vol. 337, pp. 1485–1490
  Available at: http://www.nejm.org/doi/full/10.1056/nejm199711203372101

- Corbett, E.L. 2007. *Health worker access to HIV/TB prevention, treatment and care services in Africa: situational analysis and mapping of routine and current best practices* (London School of Hygiene & Tropical Medicine; WHO/HIV Department; WHO/TB Department; Global Health Workforce Alliance).

- European Agency for Safety and Health at Work. 2003 *Biological Agents*
  Available at: http://agency.osha.eu.int.

- Gamage, B. in Rebman, R. (ed.). 2007. "Proceedings of the International Commission on Occupational Health and American College of Occupational and Environmental Medicine", *State-of-the-Art Conference Pre-conference Workshop: Protecting the Health of Health Care Workers: A Global Perspective.*
  Available at: http://www.ghrp.ubc.ca/files/2012/05/ICOH_Occupational_Health_Care_for_Health_Care_Workers.pdf

- Ganczak; Milona; Szych. 2006. "Nurses and Occupational Exposures to Bloodborne Viruses in Poland" in *Infection control and hospital epidemiology*, February 2006, Vol. 27, No. 2.
  Available at: http://www.jstor.org/stable/10.1086/500333

- International Council of Nurses (ICN). 2011. Risk Reduction and Inter-professional Collaboration for TB Infection Control.
  Available at: http://www.icn.ch/images/stories/TB%20Infection%20Control%20Toolkit%20-%20engl.pdf

- Public Health Agency of Canada. 2013. *Frequently Asked Questions – Middle East Respiratory Syndrome Coronavirus (MERS-CoV)*
  Available at: http://www.icn.ch/images/stories/TB%20Infection%20Control%20Toolkit%20-%20engl.pdf

- Public Services International. 2011. *Strengthening the Public Sector Trade Union Response to HIV/AIDS in Southern Africa: report of the final evaluation.*
  Available at: http://www.world-psi.org/sites/default/files/documents/research/hiv-aids_sa_evaluation.pdf

- Puro et al. 2010. "Update on the subject of epidemiology of blood-transmitted occupational infections" in *Giornale Italiano di Medicina del Lavoro ed Ergonomia*, Vol. 32, No. 3, pp. 235–9 (National Center for Biotechnology Information)
  Available at: http://www.ncbi.nlm.nih.gov/pubmed/21061701

- Puro; Petrosillo; Ippolito. 1995. "Occupational Hepatitis C Virus Infection in Italian Health Care Workers" in *American Journal of Public Health*, Vol. 85, No. 9 (National Center for Biotechnology Information).
  Available at: http://www.ncbi.nlm.nih.gov/pmc/articles/PMC1615598/pdf/amjph00447-0090.pdf

- Prüss-Ustun, A.; Rapiti, E.; Hutin, Y. 2003. *Sharps injuries, Global burden of disease from sharps injuries to health-care workers*, Environmental Burden of disease series, No. 3, (World Health Organization, Geneva).

- Trim; Elliott. 2003. "A review of sharps injuries and preventative strategies" in *Journal of Hospital Infection*, Vol. 53, No. 4, pp. 237–242.

- Wilburn, S.; Eijkemans, G. 2004. "Preventing Needle stick Injuries among Healthcare Workers: A WHO–ICN Collaboration" in *International Journal of Occupational Medicine and Environmental Health*, Vol. 10, p. 451–456.

- World Health Organization; International Labour Organization. 2007. Joint WHO/ILO guidelines on post-exposure prophylaxis (PEP) to prevent HIV infection.
  Available at: http://whqlibdoc.who.int/publications/2007/9789241596374_eng.pdf

- WHO. 2013. *Safe management of wastes from health-care activities* 2nd edition, (Chartier, Y. et al., (eds.))
  Available at: http://apps.who.int/iris/bitstream/10665/85349/1/9789241548564_eng.pdf

- WHO (2007). Aide-Mémorie on hepatitis B vaccination. WHO Epidemic and Pandemic Alert and Response.
  Available at http://www.bvsde.paho.org/texcom/cd045364/AideMemoire.pdf

- WHO (2007a). Standard precautions in health care. Aide Mémoire Infection Control. WHO Epidemic and Pandemic Alert and Response.
  Available at: http://www.who.int/csr/resources/publications/EPR_AM2_E7.pdf

- —. 2006. *Working together for health: The World Health Report 2006*
  Available at: http://www.who.int/whr/2006/en/

- —. 2004. *Laboratory Biosafety Manual*, p. 86.
  Available at: http://www.who.int/csr/resources/publications/biosafety/WHO_CDS_CSR_LYO_2004_11/en/

- —. 2003. *Aide mémoire for a strategy to protect health workers from infection with bloodborne viruses.*
  Available at: http://www.who.int/occupational_health/activities/1am_hcw.pdf


3

# 主要来源

Joint ILO/WHO guidelines on health services and HIV/AIDS, 2005.
Available at: www.ilo.org/public/english/protection/trav/aids/publ/hsgl.pdf

Joint WHO/ILO guidelines on post-exposure prophylaxis (PEP) to prevent HIV infection, 2008.
Available at: www.ilo.org/public/english/protection/trav/aids/publ/guidelinestraining.htm

Joint WHO/ILO/UNAIDS policy guidelines on improving health worker access to prevention, treatment and care services for HIV and TB: A guidance note, 2010.
Available at: www.ilo.org/aids/Publications/WCMS_149714/lang--en/index.htm

ILO Code of Practice on HIV/AIDS and the world of work, 2001.
Available at: http://www.ilocarib.org.tt/portal/images/stories/contenido/pdf/HivAids/code%20of%20practice.pdf

International Council of Nurses (ICN). 2008. TB Guidelines for Nurses in the Care and Control of Tuberculosis and Multi-drug Resistant Tuberculosis - 2nd Edition
Available at: http://www.icn.ch/images/stories/documents/projects/tb/tb_mdrtb_guideline.pdf

ILO Recommendation concerning HIV and AIDS and the World of Work, 2010 (No 200).
Available at: www.ilo.org/aids/WCMS_142706/lang--en/index.htm

WHO Standard Precautions in Health Care – Aide mémoire
Available at: http://www.who.int/csr/resources/publications/standardprecautions/en/

# 模块4：

## 应对工作场所发生的歧视、骚扰和暴力

对医护人员施暴是一个普遍性问题，50% 以上的医护人员在工作时遭遇过暴力事故（国际护士协会等，2002）。暴力事故影响医疗卫生部门所有专业团队和机构，并危及所有男性和女性医护人员。然而，由于绝大部分医护人员为女性，必须认识到女性医护人员在工作场所所遭受的暴力问题更加突出。妇女在社会中的地位很大程度上在这种工作场所加以体现，包括地位低、服务和工作报酬低的妇女未得到适当关注，致使其成为权利社会的弱势群体；从立法到工作场所政策都缺乏保护妇女的制度；社会和文化压力都不支持女性维权。

女性在工作场所中频繁遭遇歧视和胁迫，包括性骚扰。以性别取向为基础的歧视可影响女性和男性。暴力可有许多表现形式，包括语言和身体虐待、欺负/排挤、种族歧视和性骚扰，以及歧视（见方框）。

> **工作场所暴力**涵盖一连串的不能被接受的行为，包括员工在与工作相关的场所，包括乘公交车上下班期间所遭遇的虐待、威胁、歧视或者被袭击，代表了对一种其安全、健康和福祉的威胁。
>
> **身体暴力**表示对他人使用身体暴力并造成身体和（或）心理伤害，如推、拧、打、敲、踢、掴、戳、射击和强奸。
>
> **精神暴力**是一种滥用权力，包括针对他人或团体采取暴力威胁，可导致他们躯体、精神、心灵、道德或社会福祉受到伤害，包括羞辱感与歧视，并且可能有多种表现形式：语言暴力、欺负/排挤和威胁。权力滥用随着性别不平等和性骚扰、性歧视而恶化。与一些因教徒的态度导致发生的种族骚扰与歧视相似。由于长期被低估，精神暴力现被公认比身体暴力更常见。
>
> *源自：预防医疗卫生行业暴力的框架指南，2002（国际劳工办公室/国际护士理事会/世界卫生组织/国际公共服务组织）*

在医疗卫生部门医护人员可遭受来自患者或者服务对象之外的暴力，但是患者也可能遭受医护人员的暴力，这表明暴力不仅是一个职业安全卫生问题，也威胁着对患者的医护；暴力也可发生医护人员同事之间。

暴力消极的后果不仅仅是影响受害者，也影响医疗卫生机构的整体的工作环境，导致在员工或非直接受害的患者中也出现不舒适感、不安全感和恐惧感，明显影响工作效率及工作条件。遭受暴力者可能拒绝做出回应，或者也可能采取暴力手段。

2007 年，卢旺达政府部门的公共服务和卫生部门研究了医疗卫生部门工作场所的暴力。研究显示 39% 的医护人员在过去几年遭受过不同形式的工作场所暴力。该研究定义了与性别相关的施暴模式、暴力被害模式和暴力反应模式（纽曼等，2011）。

*获取更多信息，请见师资指南资料卡 4.1，包括加拿大的研究发现。*

医疗卫生机构应确保总是采取良好措施处理冲突或暴力，并且让全员知晓他们能获得什么支持，有哪些调解机制。所有形式的暴力和歧视行为都应通过政策、协议、教育和训练等综合方法加以预防和控制。不管是在医护人员之间还是外来个体在工作场所对医护人员施暴，都应不断强化对暴力零容忍这样一个普世且毋庸置疑的观点，并应通过各种具体的方式处理不同形式的暴力。管理者和员工代表，无论是他们的个人行为，或是在采取行动消除发生暴力的原因方面，都应发挥领导作用。

医护人员联盟和行业协会与世界卫生组织及国际劳工组织一起，联合研制了这领域的一个关键工具：《预防医疗卫生行业暴力的框架指南》，2002，配有一本培训手册（国际劳工组织、国际护士协会、世界卫生组织以及国际公共服务组织）。

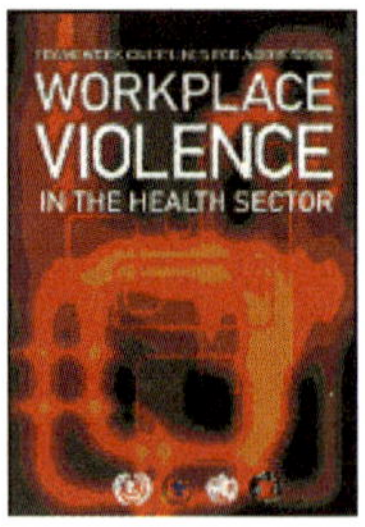


*这些文件均可从以下网址获得：http://www.who.int/violence_injury_prevention/violence/activities/workplace/en/ 和 http://www.ilo.org/health*

### 本模块的目标：

- 综述可能在工作场所发生的暴力范围及其影响。
- 识别风险因素。
- 提供解决暴力措施的指南。

长期目标是旗帜鲜明地表明反对工作场所暴力的立场，并创造一个管理者与员工公平、平等和相互尊重的工作环境。一个“相互尊重的工作场所”是一个在工作中相互信任、高效而没有暴力的工作场所。

模块 4 列出了相关的解决方法。

**根据实际情况运用本模块**

这个领域需要运用道德和责任构造解决方案，而非取决于资源水平。可能有国家性的或者区域性的法律及政策对医疗卫生行业工作场所暴力问题做出了相关规定，但是实施这些有效的保护与预防性措施是工作场所的管理者与全员的共同责任。创建一种对于暴力、歧视零容忍的组织文化，向全员和公众传递一个重要信息，彰显出医疗卫生机构决心将关心员工作为己任，并坚持全员、患者及探视者之间的相互尊重行为的文化氛围。

### 模块4检查要点

| | |
|---|---|
| 4.1 | 采取行动保护医护人员免受暴力侵袭 |
| 4.2 | 采取具体措施应对羞辱感与歧视 |
| 4.3 | 开展提高医疗卫生机构的工作场所中预防暴力问题的意识和培训 |
| 4.4 | 单位承诺建立一个制度性公平并受人尊敬的工作场所 |

（袁素娥　曹晓霞　翻译；张　敏　审校）

## 检查要点4.1

## 采取行动保护医护人员免受暴力侵袭

### 原因简析

■ 采取具体行动彰显医疗卫生机构书面承诺保护员工免受暴力侵袭。这将创建全员之间的信任和信心，并鼓励员工为相互尊重做出积极贡献的组织文化氛围。从长远看，一种互相尊重、相互支持的文化氛围将会减少暴力侵袭事件的发生。

■ 一个通过界定具体行动、明确责任和有清晰时间表的系统性计划，可确保其实施效果。

### 改进方法

应对工作场所暴力侵袭就像应对其他健康和安全问题一样，并可应用相同步骤。

■ 进行一次风险评估。

■ 制订和实施预防和控制措施。

■ 在所有层面都提高意识，并激发支持。

■ 达成一项政策或政策声明。

如可能，确定一个合适的部门或可信任的个人作为接待投诉和协调的重点。

1. **认识暴力事故和识别暴力侵袭的风险**

谨记，暴力可能是无声无息的，持续而隐匿。记住这个特点，认真查看所在工作场所，并尝试识别可能已发生的威胁、欺负 / 排挤、暴力行为及未来可能发生的风险。例如，确定没有员工的缺勤或辞职与暴力有关吗？了解某个具体部门压力大或士气低落的原因吗？鼓励员工报告事故并提供实际的支持吗？如果这些答案是“否”，就需要发现有关问题。

■ 一项彻底的风险评估对于有效、有目标的应对暴力侵袭是必需的。风险评估时，应考虑如下几点。

• 物理环境。

• 增加压力和紧张的现状，如患者等待数小时、工作区拥挤、噪声和信息缺乏等。

• 弱势员工特点（性别、年龄、性取向和经验等）。

• 已知患者有过施暴史或破坏性行为。

特殊风险现状：单独工作、与情绪低落的人一起工作、携带贵重物品（包括药物）工作、在公众能轻易进入的场所工作等。

许多风险因素已与潜在的犯罪者相关联，如有施暴史。然而，识别工作场所潜在的暴力犯罪者并非总是易事，应该避免以强加于人的方式主观臆断。

一些组织性“危险迹象”包括暗箱操作和缺乏透明度；管理专制和（或）不负责任；缺乏明确的政策和规划；工作描述含混不清；偏袒和裙带关系；工作环境竞争激烈；缺乏职业发展机会；人员配备不足；存在个人派系或小集团，以及消极怠工。

2. **采取行动预防暴力**

■ 针对风险评估拟采取的措施有以下几种。

**组织措施**

• 改进造成压力和紧张情绪的方面（参见模块 6 和模块 7），如工作时间、工作团队、工作条件、交流、员工设施和管理风格（包括工人和管理者间的合作）等。

• 优化人力资源配置，以预防人员孤军奋战，且将患者等待时间减至最少。

• 为患者及其家属提供及时的信息，缓解其紧张，并预防焦虑情绪。

• 限制公众在医疗卫生机构活动。

• 开发一个预警系统，报告保安人员发生暴力侵袭事故。

**环境措施**

• 引入必要措施，确保物理环境安全，如在入口处和走廊保证良好照明；安全设备，如摄像头、警报器、金属探测器和应急信号；应急出口标识清晰。

• 晚上提供安全护送到停车场。

• 加锁保管好毒品和药物。

• 公共区域设计保证将侵袭风险降至最小，并且使候诊区可容纳和帮助探视者及迟到的患者。

• 家具和其他设施的布置合理，确保将其当做武器的风险减到最小。

**个人防护**

为所有员工提供培训，教会他们解决冲突、管控侵袭和保持预防风险的方法 ( 见检查要点 4.1)。鼓励每个人都通过以身作则，为创建一个相互尊重、积极工作的文化氛围做出贡献。

▪ 鼓励员工报告

许多医护人员忽视所遭受的暴力侵袭，因为他们坚信这将避免麻烦，或者他们已将暴力作为工作的一部分而习以为常。一些受害者觉得，如果他们想要保住工作，就不得不对欺负 / 排挤者言听计从。女性可能尤其不情愿投诉，甚至是非正式的投诉。绝不会有任何法纪条款去处罚一个员工投诉 ( 正当地 ) 同事或上级。

▪ 建立一项投诉程序

工作场所的暴侵袭力和虐待通常是由一系列事故不断累积升级而导致，绝不是一个单一事故。因此，保持警惕、记录所有事故并确保建立适当的投诉或申诉程序非常重要。这个程序应予以保密，被全体员工所理解，并且便于获得。赔偿条款和赔偿条件 ( 如有 ) 应该清楚无误地写明。

▪ 引入或改进监测

监测非常重要，这样暴力事件的走势能够公之于众，也可监测措施的实施效果。确保报告数据能显示受害者和犯罪者的性别。

3. **发生事故后积极应对**

▪ 支持受害者 : 如需要，提供医疗照顾，并辅以心理疏导。

▪ 预警工会或员工代表，那些应参与如下步骤者。

▪ 尽可能找出事故发生的全部真相：如可能，从受害者处了解全部情况，包括过往事故；取得目击者证词；与作案者谈话。

▪ 评估事故发生现状和所要求的行动：至少有一个接受过如何解决冲突培训的员工参与。这可能不容易做到，但却很有用。

▪ 合理的解决方法：一次性事故或小事故可能以非正式的讨论而加以解决，但即使如此，应当确保可接受行为的界限都要明确定义，而且被冲突双方 / 所有相关方所理解；在其他情况下，可能需要应用已有的申诉程序。确保要求作案者所采取的改进行为和其他任何具体行动，都一一陈述并表述清晰，最好以书面形式和（或）有证人在场。

## 荷兰 Westfries Gasthuis 医院对暴力零容忍

**现状**：2001 年，在医院工作场所暴力事故记录数有 300 次。在医护人员中不安全感日益增加。一项调查显示，多数事故发生在接待 / 总机、急诊和精神科；高发时段在周末、晚上或者夜间。

**行动**：制订了一项“安全护理”的行动计划，并在一次午餐会上予以发布。举办了开放性论坛，项目负责人、警察代表、检察院和医院执行委员会汇聚一堂，讨论安全护理相关事宜。随即成立了一个由处于风险部门的医护人员组成的工作组。

定义基线：事故报告；分析已采取预防事故发生的措施以预防事故发生；分析高危部门人员的调查和访谈结果。工作组绘制出一份医院清单图。根据医院平面图使用不同颜色标示出医院最不安全区域。将警报系统投入使用。

若发生语言暴力侵袭时，医生 / 护士试图安抚患者或探视者。如果无效，则通过警报按钮，寻求援助，然后记录这一事故。在严重威胁的事故中，应立即按下报警按钮：安保人员采取干预措施，给施暴者亮“黄牌”，记录事故并向警察报告。

一旦身体暴力事故侵袭发生，立即按下报警按钮报警：安保人员采取干预措施，给施暴者亮“红牌”，记录事故并向警察报告。施暴罪犯也要被禁止进入其他医院，而非收治到急诊科或精神科，并向其用书信送达此裁决结果。

**结果**：在 ***Westfries Gasthuis*** 医院实施以上措施以来，该院身体暴力事故侵袭已减少了 30%，语言暴力侵袭已减少了 27%。在这项试点成功后的几个月里，决定将这项计划扩展至 24 家医院加以实施（欧洲工作安全与健康机构，2002)。

注意：工作中的安全护理在师资指南中被复制，资料卡 4.2。

*另一行动范例，“美国如何减少工作场所暴力”请见师资指南资料卡 4.3。*

（袁素娥　曹晓霞　翻译；张　敏　审校）

# 检查要点4.2

## 采取具体措施应对羞辱感与歧视

### 原因简析

▪ 除针对控制暴力制订的一般政策外，有很多正当理由针对歧视问题做出具体政策性承诺。若员工感觉自己可能是弱势群体，他们通常特别恐惧管理行动，如因为他们是艾滋病病毒感染者。就业歧视可对家庭生计、社会和经济安全造成广泛的严重后果。

▪ 因此，用人单位在涵盖雇佣、合同签订、晋升、培训和终止合约方面承诺一项非歧视性政策的积极声明是非常有用处的，这有助于为员工和患者营造出彼此信任的文化氛围，并建立有建设性的劳资关系。

▪ 然而，还应值得注意的是，在医疗卫生行业还存在其他形式的羞辱感和歧视。患者通常报告遭受医护人员的歧视，尤其是艾滋病病毒感染者。医疗卫生机构应旗帜鲜明地表明反对这一违背医疗卫生服务工作职责的行为的立场。与此同时，医护人员也报告他们被公众羞辱，因为他们照护传染病患者，尤其是艾滋病毒和 TB( 见模块 3)。

### 提醒

**羞辱感** 根据某种特征描述的群体或个体的反应或感受，诸如性别、肤色、宗教信仰、健康状况、性取向或其他特质。这种反应或感受最常源自于缺乏理解，包括错误信息和概念误解，对未知的恐惧或仅仅因为缺乏宽容。

**歧视** 描述了一个人，特别是在权威位置上的那些人，作为这种羞辱的结果，可能采取的行动；它的范围可以从拒绝和别人分享一个办公室到不公平地解雇某人。国际劳工组织指出：“就业歧视……因为某些特征区别对待不同的人，如种族、肤色或性别，导致无法得到平等的机会与待遇。……消除歧视是为了促进社会公平，这也是国际劳工组织的核心价值之所在。” (ILO workplace discrimination，http://www.ilo.org/global/topics/equality-anddiscrimination/workplace-discrimination/lang--en/index.htm)

**其他歧视例证** 包括隔离、拒绝、议论、取笑或不公平对待 ( 见本模块的第 1 页 )。医护人员对患者的可能行动包括：隔离患者或让患者等待服务；执行一般护理如整理床铺等操作不必要时，佩戴手套或双层手套；在特定条件下拒绝接触患者，或者让患者在医疗操作后完成清理工作。

**歧视举例：HIV感染与艾滋病**

| 歧视性语言 | 歧视性行为 | 就业实践中的歧视 |
| --- | --- | --- |
| ■ 艾滋病患者。<br>■ 感染 HIV 和罹患艾滋病。<br>■ 对感染者持有道德偏见。<br>■ 言语中充满责备、不赞成和厌恶。<br>■ 使用代码或标记标示艾滋病患者的病历文件。 | ■ 隔离患者或让他们等到最后再提供服务。<br>■ 给患者手术中戴双层手套。<br>■ 执行一般护理活动如铺床等时也佩戴手套。<br>■ 拒绝触摸 HIV 携带者或在诊疗结束后让患者完成清理工作。<br>■ HIV 感染者同事走近时就走开。<br>■ 不与 HIV 感染者同事共用餐具。 | ■ 拒绝为携带 HIV 病毒的员工提供晋升或继续教育机会。<br>■ 拒绝给携带 HIV 病毒的员工福利。<br>■ 就业前强制要求检测 HIV 感染情况。 |
| *“病房没有手套，怎样期望一个护士去接诊治疗一位HIV感染者呢？这就是为什么可以发现有患者在卫生间躺很多小时。”埃塞俄比亚护士*<br>*“我们绝对不会为HIV感染者进行注射。我们只是给他们药物……所以我们从不给HIV感染者注射。”越南医护人员。* | | |
| *改编自：减少卫生保健机构内艾滋病病毒相关羞辱的工具包由国际劳工组织(ILO)、联合国艾滋病规划署(UNAIDS)、联合国开发计划署(UNDP)、世界卫生组织(WHO)、健康组织、HIV感染者全球网络（GNP+)、国际妇女研究中心(ICRW)、国际艾滋病病毒/艾滋病联盟(及其赞比亚团队)联合开发，即将出版。* | | |

## 改进方法

答案是将个人范例、工作场所政策或协议和教育相结合。

1. 审查现有工作政策和规章制度，并确保有明确禁止歧视的条款。

一项政策、协议或行为准则应包括保护健康携带 HIV 员工的权利，免受歧视、侵害和骚扰，包括制裁那些虐待他们的罪犯。他们还应确认求职者享有的权利，不应提交任何形式的强制性测试结果，并且考虑到一些员工照顾生病家人等的责任（参见模块 7)。确保这些规定广泛分发到全员，并要培训管理者和监督者贯彻实施，监测实施效果。越来越多的**集体谈判协议**正作为一条措施为医护人员提供具有法律约束力的保护。确保不同类型的歧视都被清晰识别，并明确指出无论是在涉及工会还是在工人代表，在集体谈判协议过程中，歧视都是不可接受的。管理层出台一项政策、声明或其他表达承诺的文件对抵制羞辱和歧视的确认行动是至关重要的（参见模块 3 艾滋病歧视相关政策的基本原则）。

2. 关注相关国家法律和国际标准。

尤其是歧视（雇佣和就业／职业）公约 ,1958(111 号）和全球关于 HIV 和 AIDS 和劳动世界的建议书，2010(200 号），详见模块 3。

这些标准的主要观点应能用于工作场所的政策、法规或者集体协议中。所规定的条款应能：

- 保护职工免受歧视、侵害或骚扰。
- 保障就业相关问题(例如，不能以HIV感染状况、TB或其他疾病为由解雇职工)。
- 确保保密和保护隐私。
- 阐明万一发生持续歧视、欺负/排挤或骚扰事件可采取的处罚性措施。

3. 评估工作场所目前有关羞辱感和歧视的现状。

首先与员工、工会或工人代表进行磋商——如果还未建立磋商机制，应鼓励系统性监测。与员工交流同事、管理者或患者有关的态度和做法。要牢记的是，这个话题的敏感性，交谈可能是一个挑战，因此，创建一个信任的文化氛围十分重要。确保报告和投诉规程文件保存在适当之处，必要时也可进行查询。

4. 管理者与员工代表应在工作场所树立正确言行的典范，应鼓励所有员工表达诉求，并与羞辱言行做斗争。

5. 应使用提供信息、教育和培训方法提高员工维权意识和责任意识，并鼓励员工改进相关行为(检查要点4.3)。

*见师资指南资料卡4.4“采取行动应对歧视”*。

**巴西两例HIV阳性职工被不公平地解雇**

在最近发生的两个案例中(2011)，巴西联邦高级劳动法庭对HIV阳性案例给予了支持，法律裁定这些HIV阳性职工遭遇了不公平的解雇，命令对他们恢复和补偿损失的工资和福利待遇。

两例都投诉由于他们是HIV阳性而被解雇，雇主的行为具有歧视性，并且他们侵犯了员工在巴西宪法所规定应享有的基本权利。这两个案子中的原告均诉求恢复工作，并索赔他们应得的工资和福利。

在裁决过程中，法庭查阅国际劳工标准：歧视(雇佣与就业)公约，1958年(111号)和全球艾滋病病毒和艾滋病建议书，2010(200号)。法庭查阅ILO第200号建议书第10段和第11段，其中写到：所提供真实的或者所感知到的艾滋病病毒状况不应成为歧视的理由而拒绝招聘或拒绝续约，同时也不能因此而解聘员工。法庭决议也强调，第200号建议书呼吁国际劳工组织成员国促进HIV感染者留用或再就业。

检查了这两起案件的举证责任后，法庭认定被告用人单位(不是原告)有责任证明解雇这两名原告不是由于其艾滋病病毒状况(国际劳工组织，2011年)。

(袁素娥　曹晓霞　翻译；张　敏　审校)

## 检查要点4.3

# 开展提高医疗卫生机构的工作场所中预防暴力问题的意识和培训

### 原因简析

- 工作场所的暴力行为从本质上有破坏性，并且会带来巨大的严重负面后果。即使语言虐待所产生的恶劣影响也不应被低估或者最小化。教育员工使其理解暴力的严重影响是必须的。

- 那些经培训后能识别暴力发生的迹象，并能理解其负面影响的员工，能为预防暴力做贡献；他们自己不太可能发生暴力事件，更能够避免暴力风险发生，此外更可能向负责人或团队预警，并能帮助避免暴力事件升级。

- 接受过如何处理威胁和暴力事件培训的员工能更易于对自己和同事们进行自卫。

**提醒**

**袭击/攻击**——图谋人身伤害或侵害他人身体的行为，包括性袭击。

**虐待**——羞辱、贬低或有辱他人尊严和对别人价值观缺乏尊重的行为。

**欺负/排挤**——反复实施惩罚性、残酷或恶意行为，试图羞辱或损害医护人员中的个体或团体。

**骚扰**——类似于虐待，但是应该也包括扣留致使员工工作困难的信息和资源，受害人的特殊特征也许会成为攻击目标（如年龄、性别、种族、宗教信仰、残疾、性取向、HIV 情况等）。

**恐吓**——向目标个人或团体预示，拟采用体力或力量（即心理力量），导致他们担心可能对自身身体、性或心理造成伤害或其他消极结果而感到恐惧。

4

### 改进方法

1. 全体员工都应接受提高暴力警惕意识的信息。

海报或小手册上的信息都能帮助改变组织文化和个人赋权。某些单位将工作场所暴力管理与一般卫生和福利项目相结合。主动参与式或互动教育可帮助员工测试自己的态度、偏见和行为。

**信息和教育**应涵盖如下领域。

- 工作场所暴力的深远负面影响和不可接受性。
- 暴力的不同类型，包括精神暴力。
- 羞辱和歧视的定义，以及可能导致其发生的特征，如种族、性别或残疾。
- 风险的现状和因素，需要警惕性。

▪ 报告事故的重要性。

▪ 如需要，后勤人员能预测他们在事故中成为暴力受害者的可能性，包括医疗照顾、心理辅导或特殊病假。

▪ 罪犯暴力行动的严重后果。

### 互动教育的范例

**沟通改变行为**（BBC）

这是一种参与式获得教育的方法，鼓励人们理解他们自己对一个问题的态度——如HIV——评估其风险，技巧建设，如谈判安全的性行为。为特定具有共同特征的特殊人群定制所需信息和培训方法，他们可以是医院的工作人员，一个秘书人员或一个部门的较小团队更好。

**角色扮演**

一个角色剧要求一个小团队来表演某种情景，如一个歧视性事故，或一个调解会议。为每个“人物”准备好一份剧情简介，并且由团队选择不同的角色的扮演者。观察员们记录表演，并报告他们的看法。演员们应从自己所扮演的角色和他们的评论中走出来。通过扮演角色，除了能随心所欲地应对这些问题非常有用之外，也有助于人们学会从另一个角度看待一种情景。

2. 培训要用于培养特殊技能，从武断和自我防卫到谈判和冲突解决技巧。它可以很简单，专注个人维权和鼓励自信。接触特定风险的员工应该接受如何应对和自卫的额外培训。

3. 必须承认权力在工作场所暴力中所扮演的关键角色。在欺负 / 排挤事故中，相当数量的事故都是上级对下级（主管对其下属），所以，培训应包括在此领域的目标干预。

4. 也应培训经理、主管、工人代表、教育者及心理辅导员，如何识别和防范暴力，如何降低冲突事故的等级，以及如何支持受害者。安全人员应在降低冲突事故等级、体能竞技和自我防卫等方面接受培训。

5. 该项工作场所的政策或协议内应涵盖提供教育和培训的条款。

### 提醒

**“打破沉默”的重要性**

员工对于厌恶和无法接受行为的意识是预防工作场所暴力、羞辱和歧视的一个要素。通常，受害者和目击者不敢声张，并且默默忍受。因此，“打破沉默”的干预措施尤为重要。全员教育和信息研讨会，对于提高全员意识，并鼓励受害者向可信赖的人报告事故，发挥着重要作用。

*见师资指南中资料卡 4.3 中的范例。*

## 医疗卫生机构减少与HIV相关羞辱的工具包

羞辱感和歧视影响着对HIV感染者和其他重点人群的医疗卫生服务质量。羞辱感也会影响医护人员自己获得医疗检查和治疗服务，通常会导致延误诊断甚至某些病例的死亡。医疗卫生机构中羞辱感的三个主要驱动力如下所述。

**缺乏警惕意识**。部分医护人员在毫不知情的情况下而进行了羞辱。他们对自己的态度、言语和行为的羞辱性毫无意识，也未意识到这些行为可能导致严重后果。

**恐惧通过偶然的接触而感染HIV**。对HIV传播知识的了解不足，加上缺乏足够的资源和知识在常规医疗中实施标准防范措施，导致产生通过每天与患者互动而感染HIV的不合理的恐惧。

**道德判断和价值观**。医护人员可能对HIV感染者和性工作者、流动人口、男男同性恋者、监狱犯人或吸毒者等重点人群持有偏见态度。这些态度成为医护人员获得积极治疗和护理的障碍。

如下引自于某位肯尼亚医护人员的话阐明了这种挑战。

"期待医护人员能以特定方式去理解、感受和采取行动……是的，他们具备知识和技能……但是，如何帮助医护人员甘心忍受其性欲、必死的命运及自身的偏见所产生的恐惧和焦虑呢？"

改编自：减少卫生保健机构内艾滋病病毒相关羞辱的工具包由国际劳工组织(ILO)、联合国艾滋病规划署(UNAIDS)、联合国开发计划署(UNDP)、世界卫生组织(WHO)、健康组织、HIV感染者全球网络(GNP+)、国际妇女研究中心(ICRW)、国际艾滋病病毒/艾滋病联盟(及其赞比亚团队)联合开发，即将出版。

（袁素娥　曹晓霞　翻译；张　敏　审校）

4

# 检查要点4.4

## 单位承诺建立一个制度性公平并受人尊敬的工作场所

### 原因简析

不论发生于何地或如何发生，工作场所的暴力都是代价高昂而毫无益处的，其降低主观能动性和绩效，破坏员工关系和合作，并制造一个敌对的工作环境。对个体的影响从震惊、气愤、恐惧、沮丧到紧张、人身伤害或紊乱，或自责与逃避行为——甚至药物滥用和创伤后应激综合征（post-traumatic stress disorder，PTSD）。

暴力最终导致员工关系的长期破裂，降低工作效率，增高缺勤率及增加员工流失。对用人单位所产生的严重后果包括名誉损失、承担法律责任、医疗卫生服务中断，难于招聘及留住称职员工。

从另一方面看，员工感觉被支持和被保护，以及被公平对待和被尊敬，则更有主观能动性，在工作中能表现得出色，并更加自信。

**提醒**

**就员工身体暴力来说，大多数的暴力犯罪者为患者亲属或公众；而至于精神暴力则大量发生在员工对员工施暴**

### 改进方法

制度性承诺对采取行动来说很重要；为了维持一个相互尊重的工作场所，它也许是一份简单的书面声明，或是政策制订的基本原则和即将采取行动措施的解释。可以在 [ 机构名称 ] 中以一个简短、明确和行为准则的形式来促进安全和相互尊重。无论发生什么情况，这份制度性承诺都传递出单位想创造理想工作环境的强烈信息。制度性承诺应有相关法律引领，由管理机构和工会或员工代表联合制订，并积极传播。见本行动手册“介绍”中制订政策部分。

特别是，政策性承诺或声明应做到以下几点。

- 声明每位员工都有权受到尊重。
- 明确阐明工作场所任何形式的暴力都不会被容忍。
- 明确界定哪些不同类型的暴力行为被认为是不可接受的。

制度性承诺应当同时提出反对暴力和歧视；要么将两者写在同一文件中，要么分别做出政策性声明文件。

保护医护人员和患者免于歧视的措施，要具体写进处理歧视的政策声明文件的段落中，要包括以下几点。

- 提供一项在就业、合同签订、晋升、培训和终止等方面机会平等的管理承诺。
- 由于他们的工作健康状况的特性（例如医护 HIV 和 TB 患者）或任何其他理由，员工遭受歧视时的健康保护管理措施。
- 确保医护人员对他们的患者无歧视，因为歧视患者意味着对医护职责的亵渎。

另外，一个附带的协议应解释事故报告程序（见模块 1）；要阐明受害者可以期待的帮助；并且明确说明暴力罪犯、歧视或骚扰的严重后果，以及申诉程序。

作为提升警惕意识和工作场所暴力相关培训的组成部分，应对这项政策加以解释和讨论（见检查要点 4.3）。

由管理机构和工会共同委派一个特别协调员（们）、调解员（们）或顾问（们），负责接受事故报告，并且负责教育和培训。

## 提醒：报告的重要性

英国林肯郡救护服务机构为应对暴力事故制订了详细的程序，包含了报告、员工支持及上诉行凶者。

事故报告的重要性在每季度的健康安全要情通告中定期加以强化。

该机构解释报告要确保以下几点。

- 所报告的事故能被调查。
- 安全措施能被系统评估，并能改进未来员工的保护。
- 作为法律赔偿或者诉讼的可靠的基础数据。

该机构还已将事故登记数据用于健康安全委员会系统评估和分析。

*应对医疗卫生行业工作场所暴力的框架指南——培训手册第6章（国际劳工组织等，2005年）。*

### 工作场所暴力的管理

**现状：**泰国一家医院患者和家属对员工的人身伤害的事故率正在增高。

**行动：**为了解决这种上升趋势，管理部门组建了一个冲突预防和解决团队。这个决策要求花费员工们的时间，但是不要求增加额外的资源。该团队对医院不同部门展开巡视，以探测可能升级为暴力事故的情况。如果发生了一起纠纷或冲突，他们会请家庭成员或探视者（包括患者）到旁边远离人群和噪声的专用房间，冷静地讨论这件事情。负责解决冲突的员工尝试理解事情的缘由，并促进事故解决，使其不发展为暴力事故。

**成本和可持续性：**涉及员工的时间花费但并无额外成本。

**结果：**自从医院成立这个团队以来，该医院的暴力事件已减少。

*泰国卫生部职业和环境疾病局，与somkiat siriruttanapruk的个人交流，2010年6月。*

（袁素娥　曹晓霞　翻译；张　敏　审校）

4

# 参考文献


- Di Martino. 2003. *Workplace Violence in the health sector - Country case studies (...); Synthesis report*. International Labour Office / International Council of Nurses / World Health Organization / Public Services International. Available at: http://www.who.int/violence_injury_prevention/injury/en/WVsynthesisreport.pdf

- European Agency for Safety and Health at Work. 2002. *Prevention of Psychosocial Risks and Stress at Work in Practice* (Bilbao) p. 42. Available at: https://osha.europa.eu/en/publications/reports/104

- European Foundation for the Improvement of Working and Living Conditions. 2007. *Fourth European working conditions survey*. Luxembourg, Office for Official Publications of the European Communities. Available at: http://www.eurofound.europa.eu

- International Labour Office / International Council of Nurses / World Health Organization / Public Services International. 2002. *Framework guidelines for addressing workplace violence in the health sector* (Geneva). Available at: http://www.who.int/violence_injury_prevention/violence/activities/workplace/en/

- International Labour Office / International Council of Nurses / World Health Organization / Public Services International. 2005. *Framework guidelines for addressing workplace violence in the health sector* - Training Manual (Geneva). Available at: http://www.who.int/violence_injury_prevention/violence/activities/workplace/en/

- International Labour Organization. 2011. *Citing ILO Convention No. 111 and Recommendation No. 200, Brazilian Federal Superior Labour Tribunal (TST) affirms the rights of HIV-positive workers in two cases of unfair dismissal.* Available at: http://www.ilo.org/aids/Whatsnew/WCMS_163753/lang--en/index.htm

- Newman, C.J.; de Vries, D.H.; Kanakuze, J.; Ngendahimana, G. 2011. *Workplace violence and gender discrimination in Rwanda's health workforce: Increasing safety and gender equality.* Human Resources for Health. Available at: http://www.human-resources-health.com/content/9/1/19

# 进一步阅读材料


Duvvury, N.; Prasad, N. & Kishore, N, 2006. *HIV & AIDS – Stigma and violence reduction intervention manual.* Available at: http://www.icrw.org/publications/hiv-aids-stigma-and-violence-reduction-intervention-manual

European Agency for Safety and Health at Work, *Prevention of Psychosocial Risks and Stress at Work in Practice*, 2002. Available at: https://osha.europa.eu/en/publications/reports/104

Guerrero Maria Isabel S., *The Development of Moral Harassment (or Mobbing) Law in Sweden and France as a Step Towards EU Legislation*, 27 B.C. Int'l & Comp. L. Rev. 477 (2004). Available at: http://lawdigitalcommons.bc.edu/iclr/vol27/iss2/10

Government of Victoria, Australia. *Workplace violence*, webpage on Youth Central website. Available at: http://www.youthcentral.vic.gov.au/Jobs+%26+Careers/Problems+in+the+workplace/Workplace+violence/#.Uftwx21LjZd

International College of Nursing (ICN) *Fact Sheets* include – among other topics – occupational safety and health, human resources, health management, working conditions, violence, and advanced practice. Available at: http://www.icn.ch/publications/fact-sheets/

International Labour Organization. 2012. *Stress prevention at work checkpoints – practical improvements for stress prevention at the workplace.*

—. 2012. *The new SOLVE training package: Integrating health promotion into workplace OSH policies.* The material covers the management of health promotion at the workplace to deal with nine topics: stress and economic stress, violence, tobacco and smoke-free workplaces, alcohol and drugs, nutrition, physical activity, healthy sleep and HIV/AIDS. The package includes a participant's workbook, a trainer's guide, lesson plans and a CD-ROM with presentations and background material. Available at: http://www.ilo.org/safework/info/instr/WCMS_178438/lang--en/index.htm

—. 2012. *HIV Stigma – a new form of dying.* Website feature article at: http://www.ilo.org/asia/info/public/features/WCMS_194677/lang--en/index.htm

—. 2010. Recommendation concerning HIV and AIDS and the World of Work, 2010 (No.200). Available at: http://www.ilo.org/aids/WCMS_142706/lang--en/index.htm

Ministry of Labour, Occupational Health and Safety Branch, Ontario, Canada, 2010. *Workplace violence and harassment: understanding the law - health and safety guidelines.* Available at: http://www.labour.gov.on.ca/english/hs/pubs/index.php

Steinman, S.M. 2007. *Don't take sh*t from Hyenas in the workplace. Reclaim your dignity* – be Hyena-wise. The People Bottom line: Johannesburg, South Africa.

—. 2002. "Workplace violence in the health sector" *Country Case Study: South Africa.* A study commissioned by International Labour Office (ILO); International Council of Nurses (ICN); World Health Organisation (WHO); Public Services International (PSI). Foundation for the Study of Work Trauma: South Africa.

UNAIDS. 2000. *Protocol for the identification of discrimination against people living with HIV.* Available at: http://data.unaids.org/Publications/IRC-pub01/jc295-protocol_en.pdf

—. *Reducing HIV Stigma and Discrimination: A critical part of national AIDS programmes. A resource for national stakeholders In the HIV response.* Geneva: Joint United Nations Programme on HIV/AIDS. Available at: http://whqlibdoc.who.int/unaids/2007/9789291736362_eng.pdf

World Medical Association, *Workplace Violence in the Health Sector*, webpage on WMA website. Available at: http://www.wma.net/n/20activities/40healthsystems/60violence/


4

# 模块5:

# 迈向一个绿色健康的工作场所

什么是“绿色”医院或“绿色”医疗卫生机构?本模块中，无论是对医护人员还是对患者而言，“绿色”一词都用于描述使医疗卫生服务环境更友好、更安全、更健康、更高效节能的行动。经验表明，卫生机构的“绿化”能提高患者的医疗护理、省钱、提高生产效率并减少对环境的破坏。

通过检查物理环境、供给、系统和操作规程的各个方面，我们能识别做出有利于环境和健康改变的机会。许多医院已从各方面成功地改善照明、空气质量、废弃物管理、节水、能效、采购实践和更安全使用化学品。若时间和资源宽裕，这些可循序渐进加以改善。

***利害攸关的主要问题：***

- 能源获取、能源效率和可再生能源。
- 建筑物设计、选址和运输。
- 采购。
- 水和废弃物。
- 患者和医护人员安全。

虽然上述某些问题是某个具体医疗卫生机构的职责，但诸如建筑物设计、运输、能源产生和某些情况下的采购等行动，需通过当地或国家卫生系统与其他经济部门合作，在不同水平加以解决。

> 印度有 12 家**绿色医院**报告节能 20% ~ 40%，节水 35% ~ 40%，室内空气质量更好，自然照明改善，患者恢复更快。孟买的 Kohinoor 医院分享了多方面的益处：“当我们节约水电费用，这些益处也会惠及患者，因此，患者为治疗支付地更少。”医院副主席 Rajeev Boudhankar 博士如是说。
>
> *经济时报，2012.6.21。*

本模块的目标：

- 介绍绿色医疗卫生机构的理念。
- 发现环境改善和环保节能的机会。
- 指导制订一项工作场所绿色战略。

本模块强调如下关键领域：绿色采购、环境和健康危害、节水、废弃物管理和能效，尤其应与模块8和模块1一起使用。单独的检查要点涵盖能源、废弃物、水，并阐述了哪些工作场所能进行非常适度但颇为有效的改善。

**根据实际情况运用本模块**

本模块鼓励要围绕着绿色医院的全部内涵加以改进，一次做出一个改变，但不建议制订一项主要的单独计划。通常，这仅关乎患者医疗护理和工作条件下的良好基本医疗操作：如果通过提高这一区域的绿色医疗操作意识，就能以一种节能并改善物理环境，进而惠及所有人的方式进行改进。从头到尾读完这5个检查要点，并寻找从哪里入手对本单位的建筑物、医疗操作规程或管理系统进行可控的且有益的调整，不会花费太长时间。

**模块5检查要点**

| | |
|---|---|
| 5.1 | 识别、评估和减少环境健康危害 |
| 5.2 | 实施节水措施 |
| 5.3 | 减少浪费，提高废弃物管理 |
| 5.4 | 采取措施评价并提高能效 |
| 5.5 | 在所有组织层面建立绿色战略 |

*见“师资指南”资料卡5.1全球绿色健康医院议程“绿色医院的十个目标”。*

（全球绿色健康医院网络，2011年）

（王　丹　翻译；张　敏　审校）

## 检查要点5.1

# 识别、评估和减少环境健康危害

### 原因简析

■ 模块 1 讨论了多种风险和职业性有害因素，并阐述了处理风险和控制危害的一般方法。本部分作为通用指南的补充，并着眼于详细阐述对环境影响最大的职业性有害因素。职业安全卫生的基本原则和操作规程，包括从源头消除危害优先控制措施的等级原则，也适用于本节。

■ 每个人都期待一家医院或诊所干净整洁。然而，许多传统的清洁产品、地板去渍清洗剂和消毒剂已成为影响人类健康和环境的隐忧。它们可能含有导致癌症、生殖紊乱、呼吸系统疾病、眼和皮肤刺激、中枢神经系统损伤和其他有害健康影响的化学物质，这些化学物质也能降低机构内和更广阔社区的空气质量和水质（如进入到供水系统中的化学性废弃物）。

*见师资指南资料卡 5.2 在医疗机构中使用的化学物质清单。*

### 改进方法

1. ***认真监测化学品的使用，***尤其是消毒剂和杀菌剂，如环氧乙烷、戊二醛、含聚氯乙烯的产品及生成软质聚氯乙烯和二乙基已基邻苯二甲酸酯的塑化剂。在所有部门中工作的专业人员，从实验室到清洁部门，都会有助于识别最有危害的产品并评估危险度。确保所有化学物质储存于张贴标签的容器中。获取化学物质和可用替代品副作用的最新信息。

2. ***寻找更安全替代品***（见下列名单）

3. ***消除危险的操作规程，***如从一个容器向另一个容器转移危险药物，再造或使用它们；从药瓶中拔出针；从装满药的注射器中排出空气。危险药物，如抗肿瘤细胞毒性药物、麻醉剂、抗病毒制剂等，可能会导致严重的健康影响，包括癌症、器官毒性、生育问题、遗传损伤和出生缺陷（美国劳工部，职业安全健康管理局，OSHA，未标明日期）。这些危险药物只能由穿戴适合的个人防护用品并有工程控制措施的药剂师和其他专业人员制备。

通过将清洁用化学物质倒在待清洁物品表面而不是以喷洒方式使用，以避免清洁用化学物质雾化。在制备、储存和使用危险药物之处，禁止吸烟、饮酒、使用化妆品和进食。

4. ***使用适宜的个人防护用品，***如白大褂、橡胶或乳胶手套、防化学喷溅的护目镜或等效安全的眼镜（模块 3 可查全部详细内容）。

5. ***把危险药品或化学物质安全储存、标签清楚并加锁。***若可能，使用推荐的生物安全柜。

模块 8 关于储存和储备，模块 1 关于职业安全和卫生，模块 3 关于生物性职业有害因素，以上都包含相关预防和控制接触化学性职业有害因素和传染病的建议。



#### 一些药品和产品的较安全替代品

##### *杀菌剂和消毒剂*

在医疗卫生机构中广泛使用的产品是环氧乙烷（用于消毒水和热敏仪）和戊二醛（一种热敏仪高效消毒剂，实验室中的一种组织固定液和 X 线部门中的一种硬化剂）。已发现环氧乙烷和戊二醛能引起接触人员和免疫受损患者的健康问题。

*更安全和较低毒性的替代品如下：*

- 非化学方法：对于非压力敏感器具使用高温和高压（高压灭菌器）。
- 过氧化氢：20℃，浓度 3% ～ 25%，30 分钟，高效消毒剂。
- 过氧乙酸：浓度 0.2%，10 ～ 15 分钟对所有微生物有活性，包括细菌芽孢。
- 过氧乙酸和过氧化氢混合物：高效消毒剂 / 杀菌剂（不能用于一些胃肠道内镜）。
- 次氯酸盐：25℃，10 分钟，高效消毒剂。

**提醒**

在水中煮沸不足杀菌——一些特别顽强的芽孢能在标准大气压、沸水温度下存活。

更多杀菌和消毒的详细信息见《健康中心杀菌手册》（PAHO，2009 年）。

### 地板养护产品

地板去渍清洗剂包含能严重危害使用者的化学物质，也影响建筑作业者，导致头痛、眼刺激、头晕、恶心和呼吸系统紊乱。这些产品中的化学物质包括二乙二醇单乙醚、脂肪族石油馏出物、壬基酚乙氧基化合物、乙醇胺（致敏剂）、丁氧乙醇和氢氧化钠（碱液）。某些肥皂和洗涤剂可能导致过敏反应和皮炎。

*采用如下措施，减少或消除风险：*

- 确保所有地板养护产品不含锌、重金属、邻苯二甲酸盐、乙二醇醚和氨。
- 考虑消除使用清洁时非必需的石蜡，从而会消除使用有毒的地板脱蜡剂。
- 若使用，应将地板去渍清洗剂和地板养护产品的挥发性有机物（VOC）含量控制在 0.1% 以下。
- 所有含危险化学物质（如那些存在于某些肥皂、消毒剂和杀虫剂中的危险化学物质）的清洁用品应张贴清晰的标签。
- 为处理餐具洗涤剂和清洁用化学物质的劳动者提供适宜的个人防护用品。

### 汞

汞，一种强神经毒物，使用于很多医疗设备中，如体温计、血压测量仪（称血压计）、电池和一些灯泡。事故性泄漏的职业性接触，如水银体温计破裂，可通过吸入或皮肤吸收汞。短时间接触高浓度汞能导致劳动者严重的呼吸刺激、消化功能障碍和显著的肾损伤。慢性接触汞可能导致劳动者虚弱、疲劳、体重下降和胃肠道功能障碍。当未正确处理汞废弃物时，对患者、医护人员和公众都有风险。已有精确的替代产品上市，如数字或电子体温计，电子（无液）血压计和充电电池。

*见师资指南资料卡 5.4 用于医疗设备中的汞替代品。*

汞泄漏能从油布、陶瓷和其他光滑的表面上清除。如果一次汞泄漏发生在地毯、窗帘、座套或类似表面，应将被污染物丢弃。

一旦发生泄漏：

- 关闭通风系统，关闭门，并从该房间撤离。
- 从手腕部摘除首饰 / 手表；戴橡胶、合成橡胶或乳胶手套；若有，使用呼吸面罩或面罩。
- 用钳子或镊子认真夹起破损的玻璃或尖锐物体，将它们放置于不易碎的能拧紧盖口的塑料罐或塑料瓶中，拧紧并张贴标签。

- 找出所有汞珠，使用滴管或注射器来收集，并用塑料胶带粘起更小、难以看到的汞珠。
- 将泄漏物和所有使用过的东西，包括手套，放入垃圾袋。密闭并张贴标签，安全处理（见检查要点5.3废弃物管理）。

**警告**：万勿使用真空吸尘器来清理汞。

### 好消息——但我们仍需采取个人行动

WHO声明，2013年1月19日。

**WHO欢迎汞的国际条约**

世界各国政府已将针对汞的有法律约束性全球条约的文本定稿，汞是污染全球鱼类供应、威胁公众健康并损害环境的、有生物蓄积效应的重金属。在其他措施中，该公约文本强制要求截至2020年，停止生产、进口或出口水银温度计和血压计。

与此同时，医疗卫生机构可通过用安全、精确、实惠的替代品取代全部水银温度计和血压计，以支持WHO-HCWH（WHO无伤害医护）的全球无汞医护倡议计划（WHO，2013b）。

（王　丹　翻译；张　敏　审校）

5

# 检查要点5.2

## 实施节水措施

### 原因简析

▪ 水是一种日益稀缺且珍贵的资源。全球水缺乏影响4/10的人，见《气候改变和健康的10个事实》（WHO，2012年）。获取水的直接成本——不管是国有或个人供应商——在大多数地区也在稳步增长。

▪ 通过检查本单位的用水效率，可采用很多简便、低成本的节水方法。

### 改进方法

1. 确保本医疗卫生机构为患者和医护人员提供清洁水，*节水并安全管理水*。

*2. 测量用水的地方和用水方法*，然后检查每次用水潜在的节水方法。

▪ 对工作场所主要用水做一次审查。美国医院通常会发现，1/4的用水来自家务活动（即水池、淋浴、厕所），因此从这些地方开始是有意义的。厨房也消耗大量水，并有许多节水机会。

▪ 对检查结果所提出的解决措施组织讨论并确定优先措施。特别是识别最容易和成本最低，但亦是最急需且能最大节水的措施。

▪ 寻找附近良好节水实践的范例，并查看有用网站的相关部分。检查国家相关法规，如果国家制订了相关法规，也一并查找国际相关指南。

▪ 从最简单的行动开始，如下所述：

• 找到并纠正浴室、洗衣设备、厨房、实验室等滴水、漏水和不必要的水流。

• 维修/调整厕所的冲水马桶机械装置，以便其按设计运转。

• 在不需要处，不使用饮用水（如冲洗、厕所）。

• 减少冲洗地面和车辆；若可能，使用循环水；用耐旱植物美化环境。

• 考虑收集雨水和（或）循环水。

• 若有饮用水，则取消瓶装水（美国加利福尼亚的太平洋研究所估计，美国生产瓶装水所需的能源是生产自来水的2000倍）。

• 确保洗盘机和洗衣机满载工作，若可能，减少漂洗次数，当需更换上述设备时，更换带有节水功能的机器。

• 如果其他设备损坏，更换为更节水的设备。例如，将消耗大量水的、基于胶片的放射成像设备转换为数字成像。

*见师资指南资料卡5.5节水建议。*

*3. 提高员工、患者和来访者的节水意识。*

▪ 将审查与员工意识提高练习相结合：鉴于审查涵盖所有部门，在收集信息过程中，让各部门的员工参与进来，并向全体员工解释为何节水很重要。在员工培训——尤其在招收新进员工时，通过告示牌和通知加强相关用水信息。

▪ 提高患者和来访者的节水意识（如在病房和卫生间放置告示牌，宣传节水政策）。

（王　丹　翻译；张　敏　审校）

# 检查要点5.3

## 减少浪费，提高废弃物管理

### 原因简析

▪ WHO 核心原则将安全和可持续的医疗废弃物管理描述为一项公共卫生责任，并号召那些负责的人要对此予以支持并提供充足资金保障（WHO，2007 年）。通过世界卫生大会，世界各国政府已要求对医疗废弃物采取更多行动（世界卫生大会决议 63.25，2010 年）。

▪ 医疗废弃物兼具毒性和感染性的联合特征是一种被低估的环境和公共健康威胁。不到 20% 的医疗废弃物本身是危险的，但当危险废弃物和非危险废弃物混合在一起，所有废弃物都会变为危险废弃物，结果污染扩散了，而且医院最终支付更多资金管理、处理和处置废弃物（WHO，2013a）。

▪ 医疗废弃物对医护人员和其他处理医疗废弃物的人员来说是一种重要的职业危害。例如，若不正确处理危险废弃物并张贴标签，医疗废弃物处理者就会处于极大的感染风险之中。而且，全体医护人员、患者和靠近危险医疗废弃物的个人就会处于潜在风险之中。通过对废弃物正确分类并减少浪费，医院不仅可避免处置废弃物的花费和环境危害，也可对他们的大部分非医疗废弃物进行循环利用，减少更换他们所使用的产品所需的原材料、能源和加工。

### 改进方法

1. 花些时间*识别和评估废弃物的问题和有害因素*，然后策划适宜行动。要考虑不同类型的废弃物（如化学物质、气体、废水、厨余垃圾等）和依据风险度划分不同种类的废弃物（如危险废弃物、感染性废弃物、放射性废弃物、一般废弃物）。医院废水通常未包含在医疗废弃物列表中，但可能含有耐药性病原体、化学物质和其他有害物质。

2. **实施一项全面的废弃物减少计划，包括以下几点：**

▪ 全体员工废弃物管理培训。

▪ 确保废弃物处理者接受过特定的培训、接种过疫苗并佩戴个人防护用品。

▪ 仔细分类和分开收集废弃物。

▪ 通过分解、再循环、更好的采购（见检查要点 5.5）和最大限度减少废弃物运输（就地处理和处置），减少废弃物和温室气体排放。

▪ 逐步淘汰医疗废弃物焚烧：有多种非焚烧技术可安全地消毒、中和或含废弃物填埋处置（如高压灭菌）。

3. *从源头分类废弃物，并开始非危险废弃物的再利用*。认真分类和分开收集医院废弃物是安全、正确管理医疗废弃物的关键。这可极大减少需特殊处理的医疗废弃物的量。

> “医疗废弃物管理在很大程度上依据医院员工习惯的改变。”
> 全球绿色健康医院网络，2011 年。

4. *咨询当地权威*关于共同利益的问题，并提倡安全填埋，以管理不可回收的废弃物。

详细信息可查询 WHO《医护活动废弃物安全管理》手册（2013 年第 2 版）。

### 处理危险废弃物

*危险医疗废弃物包括以下几类：*

- 感染性废弃物。
- 小量的固态、液态和气态废弃化学物质和药品，以及不可回收的压力容器。
- 含汞医疗设备和含汞废弃物。
- 麻醉废气。

所有血液和体液应按潜在感染性废弃物处理。

*高危险医疗废弃物，应给与特别关注，包括以下几类：*

- 高感染性非尖锐废弃物，如实验室用品。
- 高感染性生理溶液、病理和解剖废弃物、霍乱患者的粪便、患高感染性疾病患者的痰和血液，如TB、HIV和AIDS。
- 大量过期或未使用的药品和危险化学物质。
- 所有放射性和遗传毒性废弃物。

*注：被污染的锐器是感染性废弃物的一个亚类，但应单独处理（见下述和模块3）。*

### 感染性废弃物管理

- 有潜在感染性的一小部分医疗废弃物，绝大部分是塑料的，且能在消毒后填埋，而不是焚烧，因为焚烧塑料产生持久性有毒有机污染物（称为持久性有机污染物，POPs）。
- 感染性废弃物应装入黄色防漏塑料袋或容器中。对于危险废弃物和高危险废弃物，推荐使用双层包装，如用一个塑料袋放入容器中。
- 盛放感染性废弃物的袋子或容器应用国际感染性物质标识进行标识（图5.1）。
- 霍乱患者粪便应用桶收集，因为需要消毒，之后应经过掩埋或焚烧处理。排放到下水道或环境中可能造成霍乱扩散（Prüss等，1999年）。

> **提醒**
>
> 化学性废弃物可能**有危险**，也可能无危险。如果具有一种以上下列性质，则被认为有危险性：有毒；有腐蚀性（如pH小于2的酸和pH大于12的碱）；易燃；反应性（爆炸、遇水反应、对震动敏感）；遗传毒性（如细胞稳定药）。
>
> **无危险**的化学物质无上述任何特性（如糖、氨基酸、某些有机和无机盐）。

### 化学性废弃物和药物废弃物管理

- 小量化学性或药物废弃物可与感染性废弃物一同收集。
- 大量化学性废弃物应盛放在耐化学性的容器中。
- 在容器上应清楚标记化学物质特性；勿将不同种类的危险化学性废弃物混装。

**放射性废弃物管理**

医疗和研究活动产生的低剂量放射性废弃物可盛放在容器中，清晰地张贴国际放射性标识并标记文字“放射性废弃物”。放射性废弃物应盛放在防放射扩散的容器中，并储存在铅防护罩中。

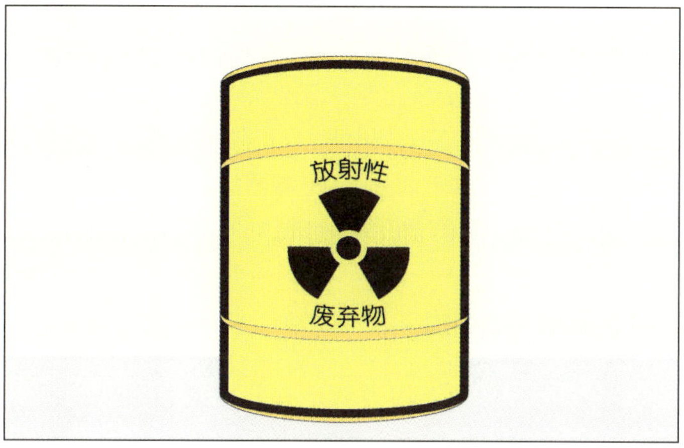


图5.1

**放射性废弃物容器**

对低剂量放射性废弃物，有三个可能的处理办法：

- “在储存中衰减”，安全储存废弃物直到其辐射水平与背景辐射无区分。
- 返给供应商。
- 长期储存在授权的放射性废弃物处理点。

通常，处理放射性废弃物需遵守本国核管理机构的建议，核管理机构根据放射性核素活性水平和半衰期定义清洁解控水平和废弃物分级。

**麻醉废气**

这些是在医疗和手术过程中泄漏到周围空间的麻醉气体和蒸气，包括一氧化二氮和卤代剂（蒸气），如异氟醚和氟烷。采取行动如下：

- 在手术室提供适宜通风。
- 使用设计正确和运行正常的全面通风系统。
- 不使用时关闭麻醉机的蒸发器。
- 提供合适的面罩，确保气管插管充分膨胀，并预防麻醉剂泄漏。
- 每天使用前检查所有麻醉设备（连接器、导管等）。
- 立即清理液体麻醉剂泄漏。
- 调查回收气体的方法。

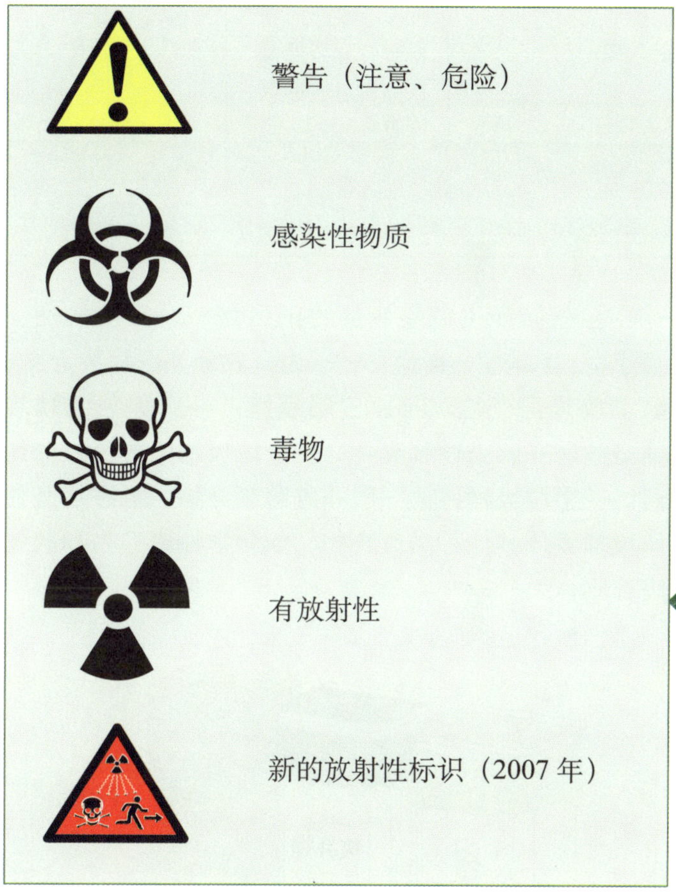


图5.2

**国际危险标识**

**分类和容纳废弃物**

许多国家制定了国家法规，规定废弃物分类和废弃物容器的颜色编码系统。当国家没有制定相关法规时，可使用WHO方案。

| WHO推荐的废弃物分类方案 | | |
|---|---|---|
| 废弃物种类 | 容器颜色和标记 | 容器种类 |
| 高感染性废弃物 | 黄色，标记“高感染性”和生物危害标识 | 能进行高压灭菌的坚固、防渗漏塑料袋或容器 |
| 其他感染性废弃物，病理和解剖废弃物 | 黄色，标记生物危害标识 | 防渗漏塑料袋或容器 |
| 锐器 | 黄色，标记“锐器”和生物危害标识 | 防刺穿容器 |
| 化学品和药物废弃物 | 棕色，张贴适宜危险标识的标签 | 塑料袋或硬质容器 |
| 放射性废弃物 | 张贴放射性标识的标签 | 铅盒 |
| 一般医疗废弃物 | 黑色 | 塑料袋 |
| WHO手册，医疗卫生活动的废弃物安全管理，第2版，2013。 | | |

在任何产生危险废弃物的区域——医院病房、治疗室、手术室、实验室——为有效分类医疗废弃物，要求放置三个垃圾桶。**三箱系统**：一个单独的垃圾桶盛放潜在感染性废弃物，一个垃圾桶盛放用过的锐器，一个垃圾桶盛放一般非危险废弃物。可添加其他垃圾桶盛放其他种类废弃物，如化学性废弃物和药物废弃物。

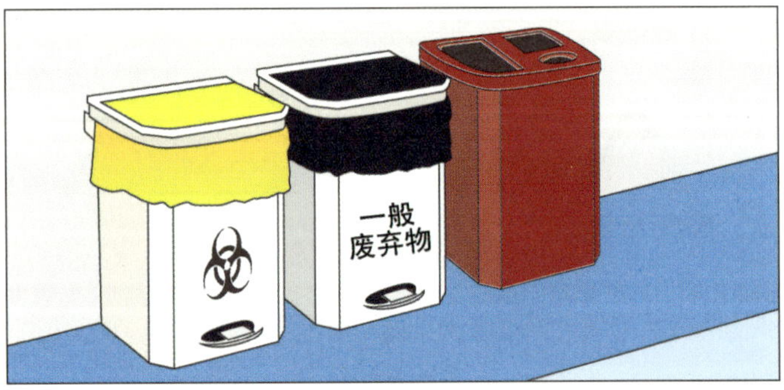


**图5.3**

**三箱系统**

**注**：许多机构不能负担得起一次性的塑料袋或容器。在这种情况下，也能用纸袋放置在不被移除的容器中，以收集危险废弃物。应消毒盛放危险废弃物的塑料或金属容器，如再次使用前用过氯酸钠（漂白剂）消毒。见模块3临时制作锐器盒的方法。

**水的再利用**

医疗卫生机构使用的医疗设备和其他设备可能会再次使用，如果设备设计为可再利用并能承受杀菌过程。可再使用器具可能包括某些锐器（如外科器具）、手术刀、玻璃瓶和容器等。使用后，应做如下操作：

- 从一次性器具中单独收集可再使用器具。
- 认真清洗。
- 用高温灭菌法或化学灭菌法消毒。

**注意**：仅一次性针头和注射器应用于注射，使用后应立即放入“利器盒”中处理。

**废弃物回收利用**

大多数医院废弃物类似于办公室或酒店——纸、纸板、金属和食物垃圾。大多能通过废弃物回收利用计划进行填埋而转化。回收利用是一个从废弃物中提取有用的材料生产新产品的过程。回收利用致力于减少材料、能源使用的浪费，并通过减少传统废弃物处理，以减低空气和水污染。

检查国家是否颁布废弃物回收利用法规。探索何种方法在医疗机构附近社区中可用，何种材料可回收利用，以及应如何进行分类。通常，单独收集纸张、玻璃、金属和塑料，因为它们需要不同的回收程序。某些废弃物，如电池，需特殊回收程序，以避免危害环境。

可回收的废弃物如下所示：

- 纸张：办公室白色纸张、办公室混合纸张、瓦楞纸板、报纸、杂志、纸箱纸板、邮寄宣传品、书籍。
- 玻璃：如瓶子。
- 金属：钢制品或锡罐，如食品罐头；铝盒，如苏打罐。

*见师资指南资料卡5.6废弃物种类和安全管理所需的废弃物容器清单。*

（王　丹　翻译；张　敏　审校）

# 检查要点5.4

## 采取措施评价并提高能效

### 原因简析

- 能量花费金钱，消耗地球的资源（可再生能源除外），并以多种形式排放温室气体 / 碳。即使微小的节能改善措施也能产生短期和长期效益。
- 根据美国环境保护机构，传统能源形式可能有很大的健康成本和风险，相比之下，能效和清洁能源在健康、可靠性、社会福利和社会责任方面有优势。

**一家典型的英国医院能耗分解**

在测定时，热风供暖使用占总能量的 1/3，其次是空间采暖、风扇、热水、饮食和照明，每项占 10% ~ 12%。办公室 / 小功率用电、制冷、杀菌和加湿总计小于 10%。

碳信托基金，2010 年。

### 改进方法

1. *评估所在机构能源使用的不同方法和地方*。最好是请权威卫生机构领导或支持此过程，但也有在线工具以帮助审查能源使用，并帮助开展节能。

见下列例子。

- 绿色医疗实践 http://practicegreenhealth.org/topics/energy-water-and-climate/energy/tracking-and-measuring-energy-use。
- 无危害医护特别有帮助，因其具有全球视角的信息和地区特定的信息，http://www.noharm.org/。

2. 和各部门员工一起，*计划节能方案*。优先考虑花费最少和（或）将节能最多的措施。包含以下建议：

- 采暖。将恒温器在冬天下调几度——即使是微小的转变也能产生显著的节能效果。
- 降温、通风：审查已发现一些空调（和采暖）系统对于需求来说尺寸过大。与之类似，许多风扇大于实际要求，需要更多能量，所以，当需将其更换时，适当安装一台较小的风扇。开窗并利用空气自然通风。
- 照明。
  - 安装节能灯，使用低能 / 长寿灯泡；用荧光灯管或 LED 灯更换白炽灯泡；安装调光开关。
  - 开始“关灯”活动和（或）在不频繁使用的空间增加感应开关。
  - 只要有可能，就使用自然采光。
  - 在医院停车场安装太阳能照明。
- 车辆：改进医院车辆的能效，并鼓励全员、患者和来访者在可能时步行或拼车、使用公共交通及骑自行车（安装自行车存车设施来支持这一点）。协商公共交通的折扣，以刺激使用公共交通。
- 一般货物。
  - 装备清洁和可再生能源，如太阳能电池板、风力涡轮机和生物燃料。这些能用于照明、产热及用泵抽水和加热水。
  - 检查设备，确保使用是节能的（如洗衣机、烤箱满负荷）。经常为冰柜和冰箱除霜。

5

•确保设备和系统的尺寸不要过于超过需求。

•减少“待机”状态，及时关闭机器。

•保温。

— 提高锅炉的保温性。

— 估计最大的热损失点（通常是屋顶，尤其是平屋顶），并增加或升级保温性，加强通风设施。

注：屋顶可吸热，削弱降温，以及造成热量损失。

*见师资指南资料卡 5.7 能效——一个印度行动范例。*

（王　丹　翻译；张　敏　审校）

## 检查要点5.5

# 在所有组织层面建立绿色战略

### 原因简析

■ 医院要消耗大量能源和水，并产生大量废弃物，某些废弃物是危险的。能耗和废弃物对环境均有负面影响，且是实质性、经常性重复发生的费用。当自然资源变得更稀缺、更昂贵，和（或）法律要求时，以精心策划和渐进的方式开始采取绿色行动，比被迫匆忙反应，更为容易实施，成本也更低。

■ 本手册坚持以制度承诺作正采取有效行动之基础的重要性。这可能是一个承诺声明、一份协议书或一项政策。相比其作为以行动为导向政策的一部分，采取何种准确的书面形式并非那么重要。

### 改进方法

*1. 一项简明清晰的政策声明或决议*为开展一项绿色行动计划提供稳固基础，也是提升全员意识和构建行动的最好方式。管理部门和劳动者代表应联合制定该项政策，并明确规定所有相关方的权利和责任。政策制定应依据国家法规（若有），并考虑机构规章和国际指南。

见关于起草、签定和实施一项工作场所政策或协定的章节。

*2. 审查和监控废弃物*、环境影响和节约的机会。注意所在机构环境影响，以制定减少影响的计划。行动计划的核心是检查物理环境，审查体系制度和流程，并寻找那些可进行改进和节约的关键环节。

这些可能是简单的修理滴水水龙头、不需要时关灯、开窗或增加保温。

*3. 绿色采购*对于愿意改善环保绩效的组织来说是一项相对新的方法。努力从当地购买设备和物品，优先购买那些环境友好（最少包装、可重复使用和可循环使用的产品，避免危险化学物质和不可降解的塑料，如 PVC）的物品。

为患者提供食物的医疗卫生机构可通过改变医院服务菜单和实践，包括限制医院餐饮中肉类的量、自己现场制作食物、食物垃圾堆肥、购买当地产品和有机产品，以减少其环境影响并改善患者健康。

实施绿色采购不仅有益于环境，如减少污染和废弃物或者节能，而且也能为机构节省开支。绿色采购通常不要求通过合同授权进行任何组织上的改变，但需获取环境信息、制订优先次序和对一些员工进行有效采购的培训。

**欧洲医院绿色采购的实例**

▪维也纳一家医院开始为食堂购买有机食材，重点购买从有机农业容易获得且没有采购限制的产品，包括谷物、乳制品、水果、新鲜蔬菜和肉类。

▪维也纳医院协会已实施一项采购绿色消毒剂政策，并提供数据库帮助选择（WIDES 数据库）：http://www.wien.gv.at/english/environment/protection/oekokauf/disinfectants/。

▪英国的 Swindon 医院已转为使用节能灯泡、非 PVC 产品和其他绿色用品。

选自：EMAS 和《医院信息技术》（LIFE 04 ENV/GR/000114），《医院绿色采购实施指南》。

*也可查询 Kaiser Permanente 卫生政策研究所，InFocus，8，2012 年春，可持续和健康食品采购（Kaiser Permanente 卫生政策研究所，2012 年）。*

*4. 落实责任*。若资源丰富，医疗卫生机构在职业安全卫生（OSH）或 HealthWISE 团队应设一名“绿色”协调员。较大的机构可考虑设置专门的“绿色”团队或分委员会，以监管对环境问题的行动（安大略省政府，环境部，2011 年）。

协调员或团队的职责可能包括以下几条：

▪帮助评估已有政策和医疗卫生操作实践对环境的影响，识别以环境友好的方式改善医疗卫生操作实践的机会，并整合举措。

▪提高劳动者及其工会和行业协会的绿色意识。

▪为全员和社区提供如下教育和培训：

• 导致疾病负担的环境因素。

• 公共环境卫生和疾病预防之间的联系。

• 如何评价和选择环保产品。

• 绿色医疗卫生实践和可持续性。

*5. 创建或参与当地*致力于信息交流、倡导环境健康政策的医院和（或）医疗卫生服务团队的*网络*。同时，教导认证机构和培训机构关于环境可持续性、人类健康和医疗卫生标准之间的联系。识别能将可持续的医疗卫生实践纳入认证标准和培训课程中的方法。

（王　丹　翻译；张　敏　审校）

# 参考文献


- Carbon Trust. 2010. *Hospitals: healthy budgets through energy efficiency.* Available at: http://www.carbontrust.com/media/39216/ctv024_hospitals.pdf
- Economic Times. "How does Kohinoor hospital manage to stay green?" 21 June 2012. Available at: http://articles.economictimes.indiatimes.com/2012-06-21/news/32352552_1_green-hospital-hot-water-platinum-certification
- Global Green and Healthy Hospitals Network. 2011. *Global Green and Healthy Hospitals Agenda: 'Ten Goals For Green Hospitals.* Available at: http://greenhospitals.net/wp-content/uploads/2011/10/Global-Green-and-Healthy-Hospitals-Agenda.pdf
- Government of Ontario, Ministry of the Environment, Canada. 2011. *Form a green team.* Available at: http://www.ene.gov.on.ca/environment/en/industry/standards/ici_waste_reduction/hospital/STDPROD_082248.html
- Kaiser Permanente Institute for Health Policy. 2012. "Sustainable & Healthy Food Procurement", in *InFocus* No. 8, Spring 2012. Available at: http://www.kpihp.org/wp-content/uploads/2012/10/InFocus_SustainableFood_v8-WEB.pdf
- Pan American Health Organization (PAHO). 2009. *Sterilization manual for health centers.* Available at: http://publications.paho.org/product.php?productid=1014
- Prüss, A.; Giroult, E.; Rushbrook, P. (eds.) 1999. *Safe management of wastes from health-care activities* (Geneva, WHO).
- United States Department of Labor, Occupational Safety & Health Administration (OSHA), Hazardous Drugs, undated. Available at https://www.osha.gov/SLTC/hazardousdrugs/
- World Health Organization (WHO). 2013a. *Safe Management of Wastes from Health-Care Activities,* 2nd edition. Available at: http://apps.who.int/iris/bitstream/10665/85349/1/9789241548564_eng.pdf
- —. 2013b. "WHO welcomes international treaty on mercury," press release. Available at: http://www.who.int/mediacentre/news/statements/2013/mercury_20130119/en/
- —. 2012. *10 facts on climate change and health* Available at: http://www.who.int/features/factfiles/climate_change/facts/en/index.html
- —. 2010. *World Health Assembly Resolution 63.25.* Available at: http://www.who.int/ipcs/publications/wha/en/
- —. 2007. *WHO core principles for achieving safe and sustainable management of health-care waste: Recommendations for action by governments, donors, service delivery organisations, the private sector and NGOs.* Available at: www.who.int/management/quality/Waste/en/index1.html

# 进一步阅读材料

- Energy Star is a U.S. Environmental Protection Agency (EPA) programme that helps businesses and individuals save money and protect the climate through improved energy efficiency.
  Available at: http://www.energystar.gov/buildings/sector-specific-resources/healthcare-resources?c=healthcare.bus_healthcare
- Ministry of the Environment, Ontario, Canada. *An overview of hospital waste.*
  Available at: http://www.ene.gov.on.ca/environment/en/industry/standards/ici_waste_reduction/hospital/STDPROD_082245.html
- North Carolina Division of Pollution Prevention and Environmental Assistance, 2002. *Water Conservation Checklist for Hospitals/ Medical Facilities.*
  Available at: http://infohouse.p2ric.org/ref/23/22006.pdf
- Practice Greenhealth. 2013. *Best Practices in Water Conservation.*
  Available at: https://practicegreenhealth.org/topics/energy-water-and-climate/water/best-practices-water-conservation
- Practice Greenhealth. 2013. *Environmentally Preferable Purchasing.*
  Available at: https://practicegreenhealth.org/topics/epp
- The Global Green and Healthy Hospitals Network (www.greenhospitals.net) is a project of Health Care Without Harm, an international coalition of more than 470 organizations in 52 countries.
  Available at: http://www.noharm.org/
  Note: Practice Greenhealth was formerly known as Hospitals for a Healthy Environment (H2E)
- *'Solar suitcase' saving moms, babies during childbirth,* Christie O'Reilly, CNN, 28 February 2013.
  Available at: http://edition.cnn.com/2013/02/28/health/cnnheroes-stachel-solar-power
- *NHS-England Procurement for Carbon Reduction Toolkit. 2010.* The P4CR toolkit aims to provide procurement professionals, as well as other staff, with guidance, methodologies and tools to identify and understand the carbon reduction opportunities for their organisation. Procuring for Carbon Reduction (P4CR) will help you reduce carbon emissions when buying goods and services.
  Available at: http://www.sdu.nhs.uk/corporate-requirements/interventions/procurement.aspx
- WHO. Health in the Green Economy – Health-care facilities
  Available at: http://www.who.int/hia/hgebrief_health.pdf

# 模块6:

## 医护人员的骨干作用：招聘、支持、管理和留用

医疗卫生服务是由人提供给人的，所以医护人员处于医疗卫生行业服务之最核心——也是优质医疗卫生服务之关键。然而，许多国家存在社区卫生服务人力缺乏的问题，尤其是在农村、偏远或艰苦地区。2006 年，世界卫生组织估计在世界范围内至少短缺 430 万医护人员，其中有 57 个国家正经受着医护人员的严重短缺（WHO，2006 年）。WHO 2013 年的一项报告发现，有 100 个国家平均每万人口配备的熟练医护人员达不到 34.5 个，而据国际劳工组织估计，这一比例是达到全民医疗（UHC）之所必需（世界卫生组织；全球卫生人力联盟，2013 年；Scheil Adlung，2013 年）。因此，通过确保一个有建设性的劳资关系及一个支持性、安全的工作环境是留住医护人员的当务之急（世界卫生组织；全球卫生人力联盟，2008 年）。

> 一篇关于非洲卫生人力浪费的文献综述指出，人力资源管理欠佳，无效率和不妥当雇佣员工，卫生技能不能满足卫生之需，以及健康和安全状况不佳，是造成这种浪费的主要原因（Dovlo，2005 年）。

**模块 6 的目标：**

- 解释良好规划、支持性监管以及磋商式管理对员工招聘、人才留用和绩效的影响。
- 提供实用改进方法的范例。

该模块主要针对管理者，包括人事（或人力资源）部门，但与所有组织变革一样，所引入的这些措施，当管理部门与全员和职工代表进行磋商而加以制定、落实时，将会取得更大的成功。工会可能也能发现该模块对于确定磋商和谈判的议题有用。

制订员工规划的主要目的是确保优质医疗卫生服务长盛不衰。良好人力资源管理开始于透明的招聘实践、清晰的职位描述、公平的合同和适当的培训，还取决于评价、支持和鼓励员工的监管实践。

应设身处地替员工着想：

- 所有员工都知道他们应做什么、如何做、必须向谁汇报工作吗？
- 已与他们磋商他们的职位说明书了吗？
- 他们意识到他们工作的权利和责任了吗？
- 在健康和安全（参见模块2）、工作条件、休息和营养的安排方面，他们是否得到了充分的培训和支持？

缺乏明确的信息是工作士气低下的一个常见原因，而管理和监督不善是职业紧张和员工流失率高的主要原因。

关于这个主题的一个有用的参考文件是EPSU-HOSPEEM“招聘和留用人才——行动框架”，可参阅网站：http：//www.epsu.org/a/7158。

**员工如何看待他们的工作场所？**

一项关于加拿大在2000年的劳资关系的政府调查发现，在15个职业中，如下关键方面是医疗卫生部门得分最低的：

- 员工对雇主的信任。
- 员工对雇主的承诺。
- 员工对工作场所沟通的评估。
- 员工对其在工作场所决策中的影响力的评估。
- 员工将他们的工作环境评价为健康的和支持性的。

这些非常令人担忧的发现引起了对工作环境和制度功能的影响及员工满意度或缺乏满意度的重大反思。这项研究的作者建议如下：

**构建高质量工作环境的步骤**

- 将构建一个高质量的工作环境作为组织的价值观和使命的核心。
- 将构建高质量的工作环境目标纳入企业总体规划。
- 建立将员工视为资产的问责制。
- 为主管和经理提供可实施的激励措施。
- 发挥工会和专业协会的合作作用。
- 基准测试并追踪工作环境质量的影响。
- 确定优势和劣势区域。
- 评估任何组织变动对员工的影响。
- 向所有利益相关方沟通进展。

*Lowe，2002.*

**根据实际情况运用本模块**

人员规划、选择和雇佣的规则可能是在你的工作场所之外的地方决定的，并且可能是集中招聘，而你不得不接受被分配的员工。然而，正如我们在前面的模块所讨论的，你处于了解自己机构及其需求的最佳位置，并且你也有权利明确用人方面的需求。如果没有得到合适的人员，你自己要主动做好工作描述，书面上报供招聘部门考虑。书面呈报你自己的评估报告，这些评估不仅是关于招聘人员的，还包括招聘广告、职位描述及人力资源其他的事项。

工作条件取决于你；你的人事部门和生产管理人员必须清楚地解释职责、权利和义务，承担生产的管理责任，提供适宜的设施并确保健康和安全。

## 模块6检查要点

| | |
|---|---|
| 6.1 | 根据医护人员需求制订长期规划，并配有明确的工作描述 |
| 6.2 | 为医护人员配备必要的盥洗、更衣、休息和用餐设施 |
| 6.3 | 提供非货币性福利及在职培训 |
| 6.4 | 提倡沟通、团队合作和支持性监管 |
| 6.5 | 制定合适的合同规程、申诉程序和处罚制度，并确保在执行过程中透明、平等 |

（解　晨　孙　建　翻译；张　敏　审校）

6

# 检查要点6.1

## 根据医护人员需求制订长期规划，并配有明确的工作描述

### 原因简析

- 一项目光远大的长期规划的核心是调动员工未雨绸缪的积极性，而不是头来顾头脚来顾脚的被动应付。一项具有前瞻性的规划取决于对需求的优先考虑和预测。这要比事情发生后再采取行动去填补缺口的做法更加高效、省时，并且成本效益更高，因此，需要再花费更多金钱培养护士或助产士。

- 一如既往，一个综合性方法是最富有成果的。例如：工作分析对于高效的人才招聘是必要的，它还为清晰和精确的职位描述奠定基础。明确的职位描述使员工能够理解并履行职责，也能提高工作满意度，并且更易于监管。

- 一个综合性规划也会更易于为员工构建必要的支持性措施。例如，从培训和职业晋升机会，到提供更衣柜和适当用餐设施。

**提醒**

**计算员工流失率**

如果机构相当大，它能用于计算员工流失率。员工流失率是在一个给定的时期（如一年）的百分数而计算出来的。这个计算过程有两个步骤。

1．将年初和年末的工人数相加，再除以2，计算出该年度平均工人数。

2．算出该年中离职工人数，除以同年度平均工人数，再乘以100所得百分比。该年度内离开的员工数 ×100/ 本年度平均工人数。

### 改进方法

1．要获得有关医疗卫生、培训和国家财政预算信息的变化趋势，这些可能会影响到医护人员的医技和可用性。要考虑国家法律法规和国际建议书关于医护人员水平（如医护人员与患者之比）的规定。

2．要确定人力资源规划应包含的要素。这将取决于国家和地方卫生部门人力资源系统，但要仔细考虑如下几点：

- 明确人力资源缺口、评估各部门和单元的人员需求，这要覆盖各类别和等级的医护人员。

- 构建多个背景互补、配备合理、技能和能力胜任的团队。

- 确保每个职位都有一个准确而又清晰的工作描述；确保相关人员同意工作描述，以及工作量与员工能力和资源相匹配。

- 将工作任务分配给适当类别的员工，如将一些行政事务从一个护士身上调整给一个文秘人员，这可为直接护理患者腾出稀缺的护理资源。

- 将一个培训项目纳入规划，该培训项目能为新职工指导职业发展方向、更新现有技能、引进新技术，并且能提供职业晋升机会。

- 工作时间的工作小时数、轮班表、休假安排和其他方面都要求仔细考虑——更多细节参见模块7。

- 该规划也应涵盖报告和记录，确保保密性，并包括解聘的原因，是自愿或其他方式。

有很多方法和工具有助于人事制订需求规划。其中之一专门设计用于医疗卫生机构。

**人员需求的工作量指标（WISN）**

它是由世界卫生组织在20世纪90年代末制定并于近期修订的、能为医疗服务管理者提供关于规划和管理医务工作人员的一个系统性方法。

该模式使用方法简单，它利用从大部分医疗卫生机构中收集的常规数据计算。

WISN方法是基于完成每个工作负荷单元所需要标准医疗活动时间，测算的医护人员的工作量。它容许医疗服务机构的管理者做如下事宜：

- 确定需要多少医护人员去完成一个给定医疗卫生机构的实际工作量。
- 计算不同类别员工的完成任务所需要的工作量和时间。
- 在一个给定的医疗卫生机构，推断医护人员工作量并评估其工作压力。
- 建立员工之间工作量公平分配。

**任务转变**是关于“适当地将工作任务转移给那些较不专业的医护人员”，来“更有效率地使用目前可用的人力资源”（世界卫生组织，2007年）。

任务可以转移给不同类别的员工，前提是这类员工能够得到适当的培训、足够的监管并可接管该项任务。例如，护士们正越来越多地完成基本诊断及处方。额外的责任需要得到认可和奖励，工作描述也要做出相应修改。

3.确保规划考虑现有关于薪酬、福利、工作条件、雇佣和解聘、健康和安全及医患人员比例的政策或协议。

4.规划中要包括一项促进交流的策略（详见检查要点6.4）。

5.从一开始就将监测和评价纳入规划，以便确定员工招聘和流失的变化趋势，并评估正在落实的措施是否有效。举行一次离职面谈是弄清员工离职原因的一个好方法。收集离职信息能够发现引起员工不满意的共性问题。

6.承认员工的“知情权”（他们有权了解工作中的职业性有害因素和职业危害、相关的预防和保护措施、相关法规及其他关键信息）。

**招聘员工：关键点**

- 要创建一项工作描述，在一项任务清单上将要求员工做的写清楚（见师资指南资料卡6.2）。每项任务或一组任务的下边，请记录员工成功地完成这些任务所需要的技能。
- 考虑所需要的教育、技能及工作经验；履行该工作的责任水平；所要求的努力；所提供的工作条件。
- 一旦起草好工作描述，将理想的候选者的档案资料准备好。职位描述和档案资料共同使用，将易于撰写工作广告、面试出题、评估及选择最好的候选者等。将关键点列成表格或矩阵供面试官使用。
- 在一项公平的政策或协议指导下进行公开招聘和选择员工的程序，禁止以任何理由存在的偏见和歧视，如涉及性别、种族、宗教信仰或残疾歧视。
- 合同安排——见检查要点6.5。
- 给新员工发放所有相关政策及协议的复印件，并提供职前培训，帮助他们明白其职责，以及如下规定：
  - 对工作小时数、休息、薪水支付和休假的实际安排。
  - 组织价值观和实践，包括期望员工如何对待患者及内部彼此如何对待。
  - 培训和晋升机会。
  - 去哪里能够获取信息及指导。

*见师资指南个案研究6.1留住员工：南非的一个案例。*

（解　晨　孙　建　翻译；张　敏　审校）

## 检查要点6.2

# 为医护人员配备必要的盥洗、更衣、休息和用餐设施

### 原因简析

▪ 与工作相关的福利设施，如洗手间、急救箱、午餐室及更衣室，经常会被忽略或者置于次要位置。在每个工作日期间，员工必须饮水、用餐、上洗手间、有休息之地，因为满足这些基本之需能让他们更健康和更有效地投入工作。而缺少这些设施会导致健康欠佳和缺勤，也会成为员工不满及压力的一个重要原因。

### 改进方法

向员工提征集建议，但是要注意如下方面——可按如下标题为HealthWISE团队制作一份检查表，逐个部门进行检查。

1. **饮水**对于医务人员和患者来说是必不可少的。脱水会导致疲劳、易怒及泌尿和肾脏感染的风险。食堂不应是水的唯一来源——通过提供储水器、水龙头或者饮水机，可确保在主要或者易接近的地方取到水（不包括卫生间），应张贴“安全饮用水”标识。只要怀疑有污染的地方，就必须将水彻底煮沸，或者适当地过滤或处理。

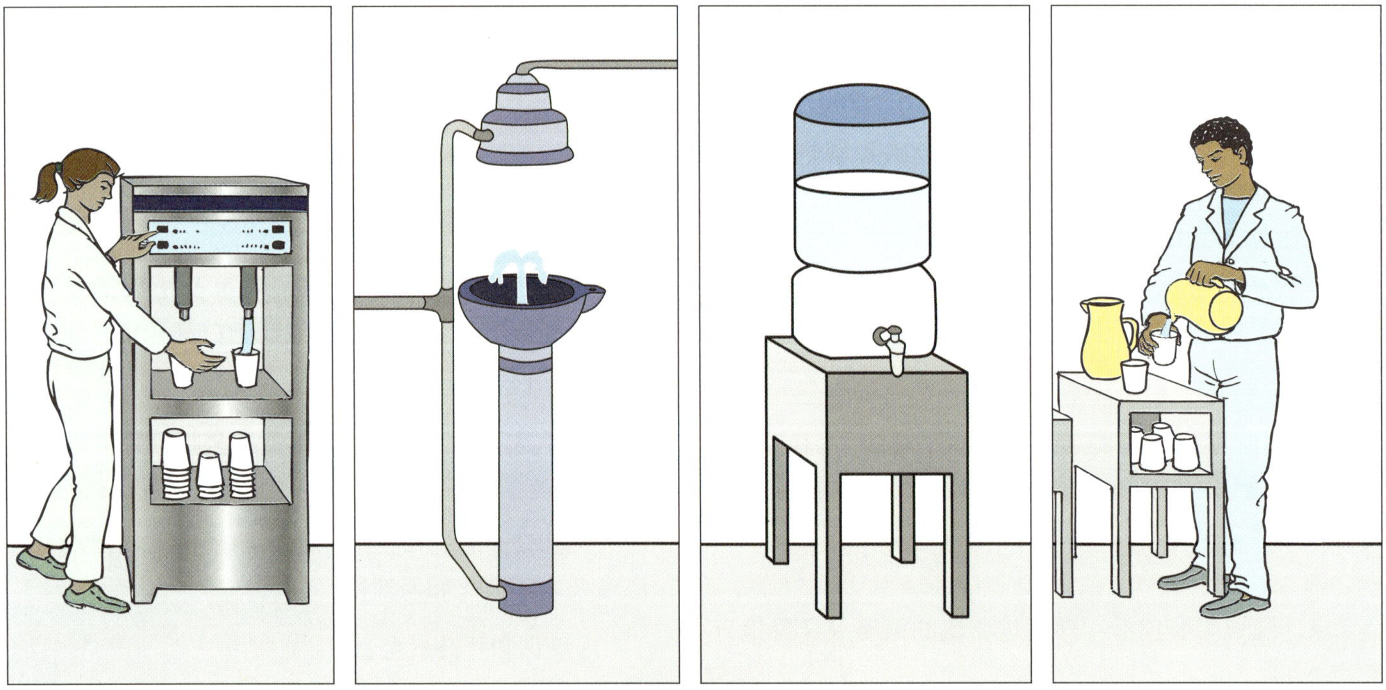

图6.1

**四种方式提供饮用水**

2．在工作场所也要求医疗卫生机构提供**卫生设施**，并应保持清洁和良好的维护。定期洗手是一项控制感染的基本规则，各个医疗单元都应提供洗脸盆、肥皂以确保大家正确地洗手——液体洗手液要比块状肥皂好，因为块状肥皂经常会滋生细菌。提供纸巾和垃圾桶。员工和患者使用的卫生间应分开设置，并分开设置男、女卫生间，设置的数量要充足，以避免长距离行走或者不合理的等待。国家法律通常规定了工作场所应配备洗脸盆及卫生间数量的最低要求。

3．**制服和防护服**。如果工作条件需要制服和特殊工作服，如工装裤或适用于手术室的鞋及防护服，则应提供工作服。穿着特别设计的工作服也可帮助减少事故发生。应配备更衣室。

4．**用餐区**。大多数提供24小时医疗服务的组织机构，为员工提供用餐，尤其是在夜间，因为夜间更难获取食物。一些规模较小的医疗卫生机构可能没有足够的资源建一个食堂，但他们可提供一个用餐区或房间，员工可在此用餐——如可能，应配备加热食物及准备饮料的设施。该用餐区的设置应远离工作地点，并应尽可能舒适，让工作人员在用餐期间得到放松。提供用餐服务可帮助员工在短暂休息期间内获取食物和饮水。一个容纳50名医护人员的用餐之地需要约25$m^2$空间；在工作单元可提供较小的用餐空间。

5．**一个减少疲惫和压力的良好的休息区**。离开工作场所帮助员工放松并恢复得更快。

6．**储衣柜和更衣室**。衣物和私人物品的安全存储设施，对工作人员的个人卫生和儒雅外表有所帮助，使他们感到更自在，并降低关于个人财产失窃的焦虑感。

7．**交通设施**。往返工作场所可能花费时间很长、苦和累。这可能引起员工的焦虑感和经济困难，并导致迟到和缺勤。有些医疗卫生机构提供交通津贴或往返于工作场所的交通工具。哪怕只是告知工作人员有关公共交通服务的时间、费用和月票或季票价格，都会对员工有所帮助。

（解　晨　孙　建　翻译；张　敏　审校）

6

# 检查要点6.3

## 提供非货币性福利及在职培训

### 原因简析

- 吸引、留住和支持员工，对于优质医疗护理服务的顺利进行非常关键，特别是在医护人员短缺的竞争环境下。了解员工在他们的工作环境和条件方面看重哪些东西，是什么让他们的工作更加难做，这是激励和支持员工的一个极其重要方面。

- 在职培训不只是一项员工的福利：整个工作场所都能从中获益。培训为员工提高知识和技能提供机会，使他们更有效率地履行工作职责。在医疗卫生服务中，医疗技术高速发展，自身就要求不断提升医疗技能，特别是对临床单元的医护人员。培训也备受员工赞赏，并有助于医疗卫生机构获得舍得投资员工、推行专业高标准之美誉。

### 改进方法

1. **非现金福利**。在许多国家，卫生部门的工资由政府调整，单个医疗卫生机构无权更改员工薪酬政策，即使他们乐意这样做。薪酬当然是一个重要议题，但医护人员不只是对金钱感兴趣。要发现员工会特别欣赏的非现金福利，并思考这些非现金福利对招聘和留用人才、工作满意度和绩效所产生的影响，考虑这些附加成本。如下是一些非现金福利的举例：

- 保险计划和医疗。
- 工作服、工作餐、往返于工作场所的交通。
- 在工作时间安排上设计更大的弹性（见模块7）。
- 增加带薪休假时间。
- 儿童保育安排、教育费用资助。
- 学习和职业发展机会。
- 员工贷款。
- 住宿、福利和体育设施。

2. **表扬和赞赏**。谨记使用其他方法让员工感觉备受重视。赞赏和指导员工可对工作绩效产生明显的正面效应。如果管理层对员工公平公正，表达赏识，并在需要时给予可操作性的指导，有助于员工建立忠诚度、留住员工并提高团队生产力（请参阅检查要点6.4“支持性监管”）。提供职业晋升和培训机会是对于员工赏识的宝贵而可实现的表达方式，并可考虑提供一份小礼物，如刻匾，承认其长期的服务。给予他们多一点额外的休息时间作为员工奖励，这对负有家庭责任的员工就更完美了（如果规章制度容许有一定的弹性）。

3. **培训**。这应该包括新员工岗前培训，对于新设备或流程必要的技能升级，以及扩展和（或）升级医技和胜任的培训，并可通过提供以下方法实施：

- 在工作场所或外部的简短课程。
- 在兼职的基础上，参加医疗卫生机构或假期培训机构课程，短期或长期均可。
- 由经验丰富的员工提供在职培训。

也可能采取免费培训：如果计划使用新设备，可与供应商协商，就如何使用为员工提供培训。一些非政府组织、政府部门和国际组织提供或资助培训，所以唯一成本是医护人员的时间。

员工培训，在可能之处，应在正常工作时间内进行。所有员工都需要得到平等的培训机会，并对所有申请者都有清晰透明的程序。谨记要为只值夜班和那些与临床医护患者单元无关的员工创造培训机会。

> **绩效与对知识和技能的承认相关**
>
> 在亚美尼亚开展一项关于孕妇产前和产后护理服务绩效的研究，研究结论是优异的绩效与如下因素相关：
>
> - 首先，具备必需的实际操作知识和技巧。
> - 其次，反馈他们的工作绩效并承认他们的工作。
>
> *Fort; Voltero, 2004* 年

（解　晨　孙　建　翻译；张　敏　审校）

# 检查要点6.4

## 提倡沟通、团队合作和支持性监管

### 原因简析

▪ 一个支持性的工作环境能够吸引并留住员工。良好的监督管理、合作和团队工作，加上频繁而开放的沟通交流，都是支持性工作场所的特征。

▪ 健康的工作环境取决于团队合作：清洁、技术、医疗和管理层员工都担负重要的服务工作，所以在那些员工之间能彼此信任、尊重、良好沟通和密切合作的地方才有最好的工作运行过程。团队合作的益处包括以下几点：

- 增进对每个团队成员的不同角色和任务的理解。
- 更好地分享知识和技能。
- 通过不同专业领域的思想交流，更好地识别并解决问题。
- 更有效率的工作流程。
- 一种归属感和价值感。

▪ 支持性监管比对简单掌控工作任务更有效率。这包括对员工发展和成长、信息、指导和团队建设的关心，以及鼓励自我管理和责任感。这些实践不仅能提升员工满意度并缓解压力，也有助于保持效率，提供优质医疗卫生服务及健康和安全。监管不力是一项影响员工做出辞职决定的重要因素。

### 改进方法

1. **团队精神**。医疗卫生机构整体来说是一个团队，具体部门和工作单元也是一个团队：要致力于加强工作单元团队建设，同时，也推行团队间的合作。

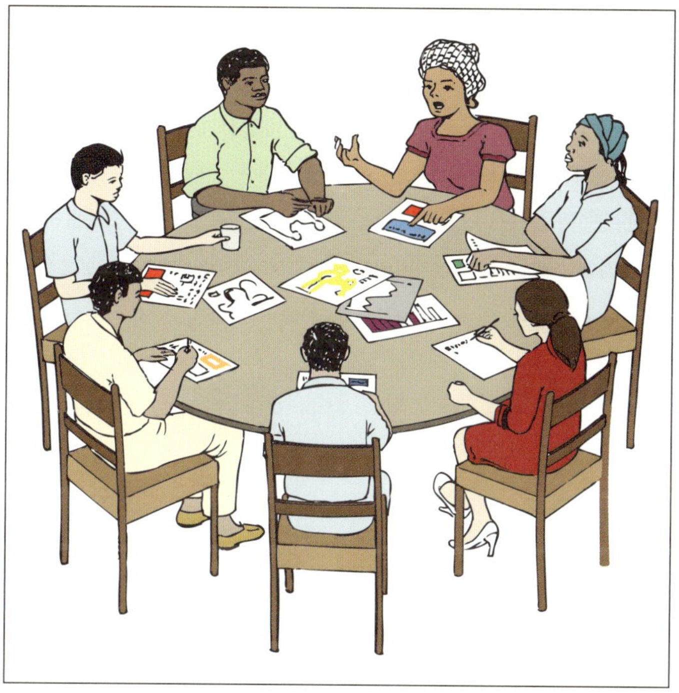

图6.2

**团队会议产生有价值的想法和提议，以改进工作流程和医疗卫生服务**

2. **沟通**。成功的团队建设可促进良好的沟通。与员工建立一种开放的、双向交流的文化，达到更好的绩效产出，并改进工作流程。缺乏信息和畅通的表达意见的渠道，是员工挫败感和职业紧张的一种主要来源，并可能导致医疗错误。主管应为员工定期提供信息，包括电子信箱、通信、手机短信、信息板和系统性信息共享等方式。

然而，沟通最重要的部分就是**倾听**和**理解**人们尝试要表达的意思，所以定期举行会议也是非常重要的，这可以给员工讨论议题、提出问题并获得反馈提供机会。非正式沟通可以通过特定的经理或主管采取“开放大门”的政策来培养，这应确保对员工真实并能以结构化的方式进行沟通。

3. 监管。

▪ **阐明主管的角色**——和员工一起在角色定位、预期结果及应如何开展工作等方面达成共识；阐明清楚“支持性监管”的内涵。

▪ **向员工明确预期的工作任务和结果**，基于与他们磋商的基础之上。

▪ **给员工更多自主权**——有权决定如何完成自己工作任务的员工，可体验更高的工作满意度，并能取得更好绩效，因为他们觉得被信赖、有价值并且充满了主观能动性；这赋予了他们一定的灵活性；他们有机会承担责任、学习和运用新技能，并培养了其他能力。

▪ **鼓励主管反馈信息给工作人员**——他们应该对绩效给予赞赏，赞赏那些有创意，并贯彻落实好招的员工。也应做好准备以识别改进之需和发展潜力，包括对所采取的行动提出建设性意见。

**更大的责任感可以提高员工主观能动性**

对马里的员工主观能动性和绩效研究报告发现，医护人员被赋予更大责任感并对工作负责时，表现出更强的主观能动性。

医护人员报告说，推动他们工作的主要因素除了工资，就是责任感、被承认和培训；而打击他们主观能动性的主要因素是缺乏设备和材料。

在所有医护人员群体中得到了这些一致的发现，虽然医生更加强调责任感，而护士更加看重薪水。

*Dieleman 等，2006 年。*

（解　晨　孙　建　翻译；张　敏　审校）

# 检查要点6.5

## 制定合适的合同规程、申诉程序和处罚制度，并确保在执行过程中透明、平等

### 原因简析

- 明确的广为分发的并被员工理解的合同、处罚和申诉协议可减少全体员工的不确定性和焦虑感。为了让员工充分感受到安全，规则和程序必须不设例外、偏向或歧视（见模块4）。

- 如果投诉或申诉所要采取的步骤是透明的、直接的，工作人员会在可管理阶段时更易于提出问题。

### 改进方法

1. **合同**。你的工作地点可能不负责签订所有合同，但其管理部门仍然有责任确保这些合同都是清晰无误和公正的，已与工会或工人代表进行过磋商，且工作人员了解这些合同内容。事实上管理部门也负责确保他们实施完全和公平，并与相关的工会进行过磋商。如果工会和人事部门有密切和建设性关系的话，或许通过一个联合委员会或定期举行的会议，将有益处。

雇佣行为必须遵守劳动法和其他相关的国家政策——ILO标准和WHO的资源库可提供指导。健全的做法包括以下几点。

- 短期合同仅用于短期需求：连续续签短期合约被视作剥削员工并制造不安全感。

- 应该明确解释试用条件，并且试用期满后确认满意的员工应得到相应工作。

- 所有员工都应有一份签名的雇佣合同副本。

- 发生解聘或非延期合同的情况时，该决定是基于这样的组织规则：工作人员知晓，并且相关人员了解其原因。

- 工作场所准备好并已采取措施弥补正当的缺勤，如产假、照顾患儿或相关的疾病或受伤导致的缺勤。

2. **纪律处罚和投诉系统**。这有两种不同的程序，但都需要以一种清晰的、循序渐进的方式制定，并向所有员工解释清楚。这些程序也应纳入到新员工入职（岗前）培训之中。

**纪律处罚程序**。工作场所规则明确了预期的工作标准和行为是什么？对那些没有达到预期标准的员工，在这变为纪律处罚问题之前都应给予他们一次改进行为的机会。除非违纪行为情节严重，第一步应该是由主管或工人代表给予一个非正式和私人的警告。如果仍然没有改善，则应给予书面警告，明确说明：①预期改变是什么？②如不改正要承担什么后果。避免使用集体或群体惩罚管教单个员工或在其他员工面前进行惩罚。具体处罚措施将涵盖更严重违反法规的过错，如性骚扰、失职或者盗窃。

为了促进合作，推出一项“无责任”的政策，以使每个人都能从中吸取教训。当设备发生故障或产生其他问题时，要以此为契机认识到错误，而不是惩罚负责人，这是很重要的。一项“无责任”政策意味着员工可以承认错误或指出问题，以便他们能迅速纠错。这可省时和省钱，也有助于保持优质服务。

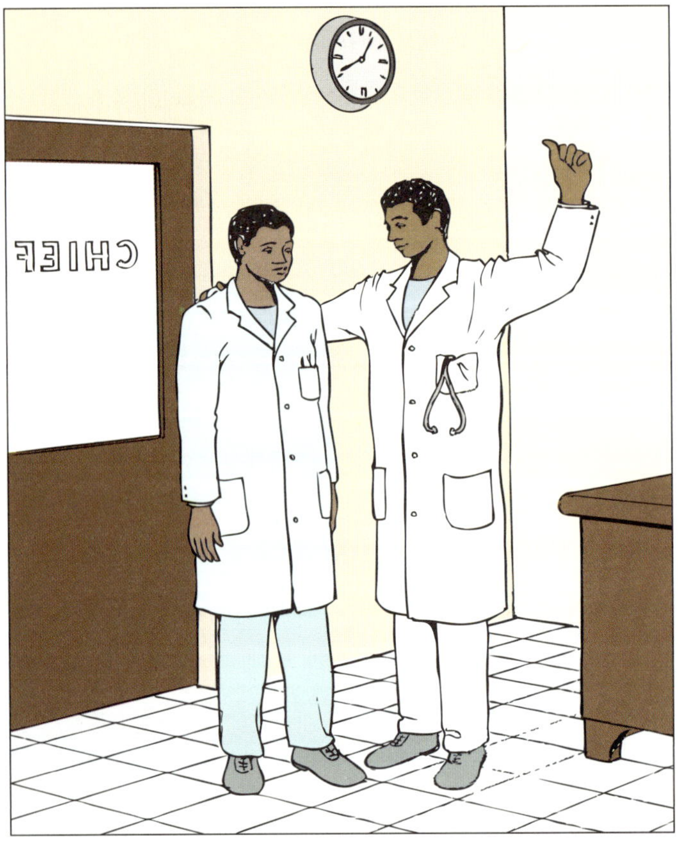


图6.3

**这位员工又迟到了，但是主管只是私下很认真地与他交谈**

**申诉或投诉程序**。此处的区别在于是一个独立的员工与工友、管理层或与机构操作的某些方面有问题。为此，申述或者投诉程序所采取的步骤应该是特别清楚和可及，因为大多数人宁愿在沉默中忍受，都不愿意“捣乱”或冒风险被视为麻烦制造者。对主管的培训应坚持这方面的需求，鼓励揭发，认真对待投诉，并尊重保密性。在这个领域，与工会或者职工代表的合作是必不可少的。纪律或者投诉程序的规则和规定都应建立在与工人代表磋商的基础之上。

## 提醒

### 员工管理

- 做好一项工作分析和工作描述。
- 提供培训机会。
- 为新员工介绍组织文化、规程和规则。
- 为员工提供操作工具。
- 对员工清楚表明预期的绩效。
- 尽可能给予员工控制权。
- 通过给予更多的责任对员工授权，并提供培训。
- 提前对缺席情况进行规划。
- 及时给予恰如其分的赞扬，永远不要在公开场合进行批评。
- 和每位员工定期组织聚会。
- 有一项明确的纪律和申诉政策。
- 为休息和精神恢复提供所需设备。

（解　晨 孙　建　翻译；张　敏　审校）

# 参考文献


- Dieleman, M. et al. 2006. "The match between motivation and performance management of health sector workers in Mali" in *Human Resources for Health*.
  Available at: http://www.human-resources-health.com.
- Dovlo, D. 2005. "Wastage in the health workforce: Some perspectives from African countries", in *Human Resources for Health*, Vol. 3, No.6.
  Available at: http://www.human-resources-health.com
- European Federation of Public Service Unions (EPSU) and European Hospital and Healthcare Employers' Association (HOSPEEM). 2010. *Recruitment and retention - Framework of Actions*.
  Available at: http://www.epsu.org/a/7158
- Fort, A.; L. Voltero. 2004. "Factors affecting the performance of maternal healthcare providors in America" in *Human Resources for Health*.
  Available at: http://www.human-resources-health.com
- Global Health Workforce Alliance (GHWA) and World Health Organization (WHO). 2013. *A Universal Truth: No Health Without a Workforce*.
  Available at: http://www.who.int/workforcealliance/knowledge/resources/hrhreport2013/en/index.html
- Lowe, G.S. 2002. "High-quality healthcare workplaces: a vision and action plan", in *Hospital Quarterly*.
  Available at: http://www.grahamlowe.ca/documents/23/HQ54GLowe.pdf
- Scheil-Adlung, X.2013. "Health workforce benchmarks for universal health coverage and sustainable development", in *Bulletin World Health Organization 2013;91:888; Special theme: human resources for universal health coverage*.
  Available at: http://www.who.int/bulletin/volumes/91/11/en/index.html
- World Health Organization (WHO) and Global Health Workforce Alliance (GHWA). 2008. *The Kampala Declaration and Agenda for Global Action* (Kampala, Uganda).
  Available at: http://www.who.int/workforcealliance/knowledge/resources/kampala_declaration/en/index.html.


6

# 进一步阅读材料


Booyens, S.W. (Ed), 2008. *Introduction to health services management*. Third edition. Juta & Company Ltd: Landsdowne, South Africa.

Department of Health and Human Services, Centers for Disease Control and Prevention (CDC), National Institute for Occupational Safety and Health (NIOSH). 2008. *Exposure to Stress: Occupational Hazards in Hospitals*. Available at: http://www.cdc.gov/niosh/docs/2008-136/pdfs/2008-136.pdf

Fako, T.T et al. 2002. "Productivity among nurses and midwives in Botswana", in *African Sociological Review*, Vol.6, No.1. Available at: http://www.codesria.org/IMG/pdf/09_Research_reports.pdf

Henderson, L.N. and Tulloch, J. 2008. "Incentives for retaining and motivating health workers in Pacific and Asian countries", in *Human Resources for Health*, Vol. 6, No. 18. Available at: http://www.ncbi.nlm.nih.gov/pmc/articles/PMC2569066/

ILO: International labour standards
These are legal instruments drawn up by the ILO's constituents (governments, employers, and workers) and set out basic principles and rights at work. They are either Conventions, which are legally binding international treaties that may be ratified by member States, or Recommendations, which serve as non-binding guidelines. Adopted in 1998, the ILO Declaration on Fundamental Principles and Rights at Work commits member States to respect and promote principles and rights in four categories, whether or not they have ratified the relevant Conventions. These categories are - in addition to the elimination of forced labour and child labour - freedom of association and the right to collective bargaining, and the elimination of discrimination in respect of employment. Available at: http://www.ilo.org/global/about-the-ilo/decent-work-agenda/rights-at-work/lang--en/index.htm

International Labour Organization (ILO). 2012. *Stress prevention at work checkpoints. Practical improvements for stress prevention at the workplace*. Available at: http://www.ilo.org/global/publications/books/WCMS_168053/lang--en/index.htm.

ILO. 2005. Social dialogue in the health services: A tool for practical guidance - the Handbook for practitioners. Available at: http://www.ilo.org/sector/Resources/training-materials/WCMS_161166/lang--en/index.htm

—. 2004. *Promoting National Social Dialogue: An ILO Training Manual*. InFocus Programme on Social Dialogue, Labour Law and Labour Administration. Available at: http://www.ilo.org/public/libdoc/ilo/2004/104B09_318_engl.pdf

Manzi, F., et al. 2004. "Exploring the influence of workplace trust over health worker performance" *Preliminary national overview report: Tanzania, Working Paper No. 07/04 LSHTM, in Health Economics and Financing Programme* (HEFP). Available at: http://r4d.dfid.gov.uk/PDF/Outputs/HealthEcFin_KP/WP07_04.pdf

National Institute for Occupational Safety and Health (NIOSH), Centers for Disease Control and Prevention (CDC). 1988. *Guidelines for protecting the safety and health of healthcare workers*. Available at: http://www.cdc.gov/niosh/docs/88-119/pdfs/88-119.pdf.

Willis-Shattuck, M. et al. 2008. "Motivation and retention of health workers in developing countries: a systematic review", in *BMC Health Services Research*. Available at: http://www.biomedcentral.com/1472-6963/8/247.

World Health Organization (WHO). 2011. Resolutions at 64th World Health Assembly on Health workforce strengthening and Strengthening nursing and midwifery. Available at: http://www.who.int/hrh/wha64/en/

—. 2010. Workload Indicators of Staffing Needs (WISN)-User's Manual. Available at: www.who.int/hrh/resources/wisn_user_manual/en/

—. 2010. *Code of practice on the international recruitment of health personnel* (Geneva, WHO). Available at: http://www.who.int/hrh/migration/code/background_paper_code.pdf.

—. 2009. *Increasing access to health in remote and rural areas through improved retention: global policy recommendations*. Available at: http://www.who.int/hrh/retention/guidelines/en/index.html.

—. 2008. *Task shifting, rational redistribution of tasks among health workforce teams: Global recommendations and guidelines* (Geneva, WHO). Available at: http://www.who.int/healthsystems/TTR-TaskShifting.pdf

—. 2006. *The world health report 2006- Working together for health* (Geneva, WHO). Available at: www.who.int/entity/whr/2006/en/

—. Undated. *Human resources for health: Health Topic on the health workforce*. Available at: http://www.who.int/topics/health_workforce/en/

# 模块7:

## 工作时间和家庭友好型的措施

本模块旨在补充模块6；模块6的员工计划包含了机构的工作时间。

大多数国家是在国家层面调整员工工作时间的，但是在组织机构层面，仍有以某种方式设计其工作时间表的空间，以平衡单位要求与员工福利。要考虑员工个人需要及承担家庭责任和服务患者的需要，如降低医护人员疲劳和职业紧张，有助于提高医护人员工作绩效、降低因病缺勤水平和离职率。

本模块的目标是检查工作时间的组织方式以实现如下目的。

- 帮助建立能改进安全、有效和医疗卫生服务的工作时间表。
- 考虑员工需要，以平衡工作与私人生活和家庭责任。

工作时间的安排应能确保员工个人和组织高绩效，并帮助员工平衡家庭和工作责任。将竞争性要求综合考虑并非易事，但是一种协商和参与式方法似乎能产生最佳结果。

应考虑孕期和哺乳期医护人员的需求并给予特殊保护，本模块的最后部分是有关产妇保护各方面以及其他家庭友好的措施，包括父亲、母亲的产假。

*参阅《欧盟工作时间指令师资培训概述》（2003.11.4）。*

**根据本单位实际采纳运用本模块**

工作时间、休息时间和休假安排常是国家立法的主题，因此需要落实有哪些国家的法规适合医疗卫生行业和本机构。

本单位也许有一个工作场所政策或集体合同增加了某些细化要求，并可能扩展法律的某些基本规定。参考国际劳工组织（ILO）的国际劳工标准推荐的最短和最长工作时间可有帮助，即：

- 一周最长工作时间为48个小时（一天不超过10个小时）。
- 每周至少休一天（24小时）。
- 每年至少三周带薪年假。

如本单位需要员工常规加班，那么就应系统考量员工整体水平和任务分工。

*注意：这些限制要求源自《工作时间（商业和办公室场所）公约》，1930（30号），可能不能严格适用于卫生服务部门。*

## 模块7检查要点

| | |
|---|---|
| 7.1 | 管理好工作时间可减少加班，并尽量减少无规律的工作时间表 |
| 7.2 | 确保所有员工有足够的休息时间，并且将加班时间保持到最短 |
| 7.3 | 采用弹性工作时间和休假安排 |
| 7.4 | 安排工作时间计划时，统筹考虑员工的家庭和社会责任 |
| 7.5 | 提供产期保护和产假，包括安排母乳喂养相关事项 |

（邹艳辉　翻译；张　敏　审校）

# 检查要点7.1

## 管理好工作时间可减少加班，并尽量减少无规律的工作时间表

### 原因简析

▪ 研究显示工作时间太长会使绩效下滑和安全风险增加（Tucker and Folkard，2012；Wagstaff and Sigstad，2011）。这是因为工作时间过长与如下问题有关。

• 疲劳。

• 职业紧张，因为员工要拼搏，以保持工作绩效。

• 其他健康问题，因为疲劳和紧张时，更易患其他疾病。

• 难于平衡工作和家庭责任。

▪ 当工作时间经常改变和工作方式不规律时，员工不能调整其内部生物钟或有预期（固定）的家庭和社会生活。

▪ 最大限度地管理好工作时间有以下益处。

• 员工很少出现紧张症状，发病率降低，出勤率提高。

• 更同质化的工作产出提高。

• 加班费支出减少。

• 减少事故发生，并改善患者安全和护理。

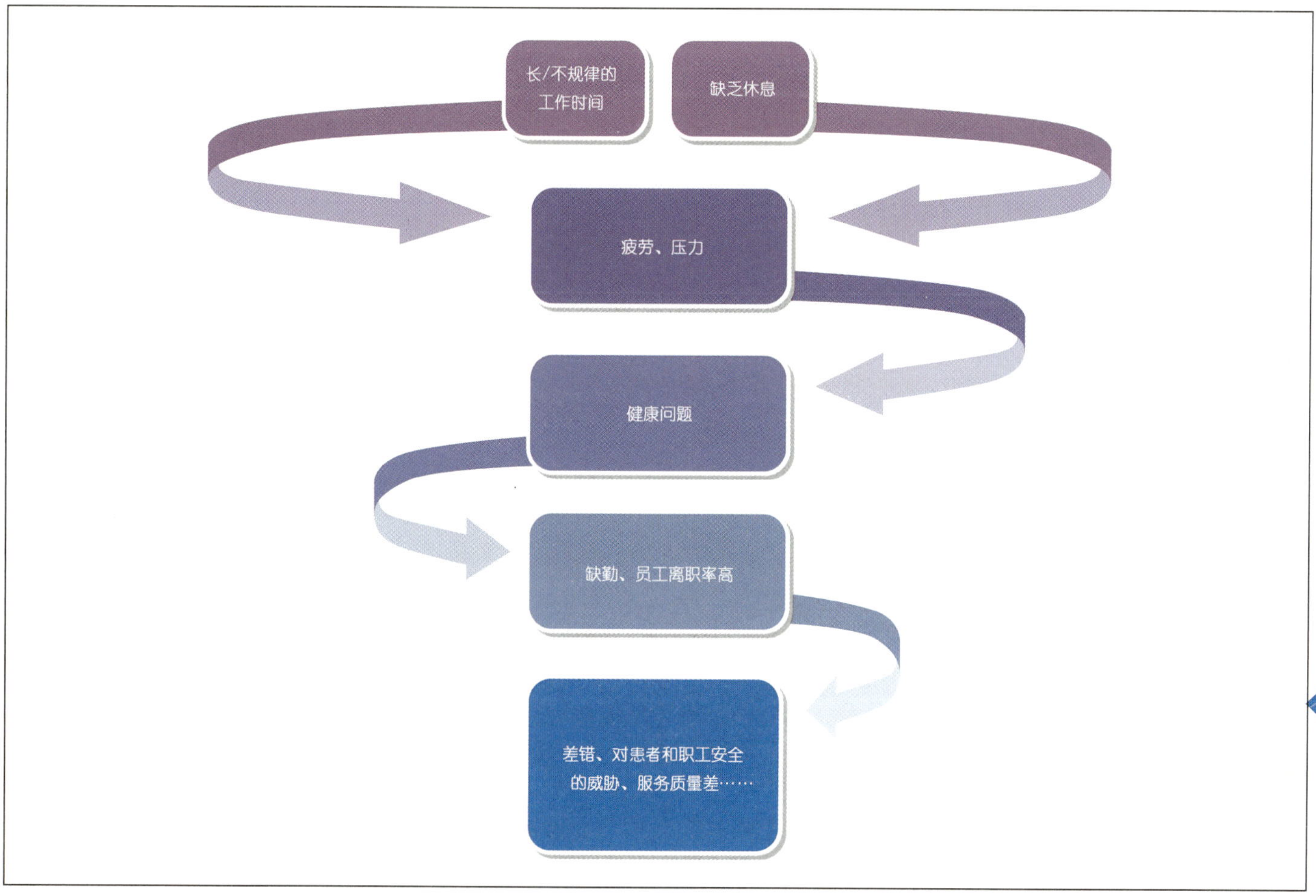


图7.1

**工作时间过长或工作时间不规律的影响**

## 改进方法

为了改进工作时间的管理，管理者需要找到最好的确定员工数量、工作和休息时间分配的公式（准则）。

### 1. 协商

▪ 让员工参与排班和安排作息时间表的过程，通常能使员工最佳地适应排班表或作息时间表。与员工讨论疲劳、紧张、工作和绩效问题，并共同寻找解决这些问题的方法。经验丰富的员工知道为什么有些工作时间安排表很好而某些排班表却不好；员工也知道工作人员试图平衡其工作与家庭及其他责任时所面临的问题。

创造一个员工都能够表达自己的个人需求和喜好、有动力去表达更多的综合性建议的氛围。给员工要求不同工作时间安排的机会，或选择某天不工作的权利。

> **员工参与设计工作时间表……**
>
> ▪ 提高员工、任务和工作时间之间“适应性”
>
> ▪ 提高员工绩效和工作满意度
>
> ▪ 提高该机构的医疗卫生服务质量

### 2. 系统性考量设计岗位、任务分配和工作时间表

▪ **确保有最合理的工作量分配和员工技能组合**——不仅是为了能有效地完成医疗卫生服务，也缓解一些员工工作时的职业紧张（见模块 6）。

▪ **提早准确排班表**，确保用正确的人员技能结构和数量调配履行好每班所需的医疗卫生服务。

▪ **保持员工工作时间日志**。这样做，可了解员工是否连续工作时间总量或多少天而没有一次休息，因为这可能会增加事故或差错的危险。在诸如重症监护病房等领域员工倒班工作的地方，保持记录和追踪工作时间的最好办法是制订好月排班表，提前以月为单位计算出员工在这段时间内工作时间总小时数。

▪ **增加职业技能训练**。训练有素或经验丰富的员工往往可以做到在一个更短的时间内完成另一个人很难完成的工作。他们了解正在做的工作任务、所使用的设备和可能会遇到的问题。这可省时，并有助于避免返工。

*注：当员工可以依靠保养良好的设备和充足的必需供应品时，可最有效利用工作时间（见模块 8）。*

### 3. 减少轮班工作的负面影响

以某一种形式的轮班系统在一个医疗机构不可避免，因为医疗机构要提供一周 7 天及每天全天候的服务。轮班也适合一些员工自己和家庭的时间表；然而，轮班对许多员工来讲还是一项巨大挑战。虽然轮班制度对员工的身体健康和工作效率并不理想，特别是那些上夜班、周末班或法定节假日值班的员工，但可采用将负面影响减到最小的各种方法组织员工从事轮班作业。

▪ *确保定期和提前排好排班表*　尽量保证排班表简明清楚，并确保排班表一览无余，使关心排班表的人能查阅。员工应提前接到对排班表的任何更改的通知，团队分组规则和团队排班应公平、透明。

▪ *排班时考虑公共交通的可用性、街道安全和当地习俗*，以及工作人员的需要和喜好。确保各班次特别是晚班工作人员有安全、可靠的交通工具或途径上下班。

▪ *换班和休息*　一般规则是，轮班应按顺时针方向排班，而不是逆时针方向（如白班到下午班／晚班到夜班）。保证员工足够长的休息时间以确保恢复精力。在开始下一轮班前，应避免只有 7 ～ 10 小时的休息时间，如在同一周同一天上完早班又上夜班。每组夜班后提供至少 24 小时的休息时间。连续上夜班越多，在下一个轮班前，容许员工休息的时间越长。

▪ *长班*　许多研究结果显示（Tucker and Folkard，2012；Ferguson & Dawson，2012），连续 12 小时值班是目前能被人接受的最长班，即便如此，也只有在前后两个班之间拥有充足休息时间，以及较长的周休

息时间得到保证的基础上，才能派长班。例如，如果连续上 4 个 12 小时的班，那么最低标准应提供 3 个连续的休息日。应监测 12 小时轮班对工人的健康和组织效率的影响，而且全员和其代表或者工会应参与到该监测的设计和实施中。

- *工作量分配* 员工高度疲惫时，要重新分配其工作负荷，避免承担最重或最难的工作；如长班的最后几小时，特别是夜班作业时。

- *错峰* 交错开始 / 结束上班时间，对于员工及其管理人员来说，是一种管理高峰期入院或急症的有效方式。理想状况下，这样的日程表应是基于对工作场所运作要求及对工人需求和喜好的分析。谨记，轮班错峰时间与高发的错误和事故相关，因此需避免在繁忙高峰工作期轮班错峰，并确保在换班时有时间交接交班要事。

## 提醒

**班次**可以固定或轮班。

**轮班表**显示员工履行某种职责的顺序。

*参照术语部分完整定义。*

## 夜班作业

轮流值夜班是医疗卫生服务的常规实践而且不可避免，但是必须注意所需要的人力和财务成本。夜间工作的负面影响可能包括工作质量降低，由于人的应急能力降低和上级缺乏监管导致事故增加，还包括给家庭或社会生活造成压力。员工的自然生物钟系统（昼夜规律）破坏会导致睡眠、心血管、消化系统及生殖功能障碍。

通过如下方法控制或管理这些负面影响。

- 避免永久夜班（固定或不轮班），除非员工请求上长期夜班（并核查他们了解夜班作业的负面影响）。

- 避免以周为单位的轮班，因为人适应夜班生物钟困难而缓慢，最好是给予快速轮班（如两个白班，接着两个下午 / 晚班，再接着是两个夜班，接着是两个休息日）或缓慢轮班（按一个月为基础轮班）。

- 为值夜班的医护人员提供适当的设施（如急救、休息时间、定期健康评估）。

- 改进工作环境以模拟白天，并促进医护人员警觉性。例如，通过采光、温度及通风（最重要）等模拟白天的场景。注意，患者睡觉的区域除外。

- 考虑交通和安全问题。

（邹艳辉　翻译；张　敏　审校）

# 检查要点7.2

## 确保所有员工有足够的休息时间，并且将加班时间保持到最短

### 原因简析

▪ 休息好的员工是工作效率高的员工，工作者通常在一天开始时是清新的和高工作效率的，但是随着工作时间的推移，由于逐渐累积的疲劳使其绩效水平倾向于降低。如果使员工在太累之前就能休息，员工恢复精力的速度更快，工作班期间（或夜晚）休息有助于避免疲劳的积累。

▪ 班次之间休息（或者周末）能为员工提供休养时间恢复精力，履行家庭和其他个人责任，并在下次开始工作之前振奋精神。

▪ 加班（即工作时间超出标准工时的限定）使员工有赚多一点钱的机会（如果这是适当的补偿），并能帮助医疗机构管理医疗卫生服务的实施。然而，这并非是一个长久之计。个人到底能工作多久而没有负面影响的研究数据很少，如检查要点 7.1 所述的负面影响。加班的效率可能低于正常工作时间，并能让机构付出代价。

### 改进方法

#### 1. 休息时间

休息时间包括工作期间的休息、轮班之间的休息、每周休息天数。所有这三类休息都是很重要的，并能影响工作绩效。听取全员个人、工会和工作场所代表的意见。要考虑如下几点。

▪ 工种。

▪ 增加和减少工作需求。

▪ 该工作引起身体或精神上的疲劳程度。

▪ 工作的天数，尤其是连续工作的天数。

▪ 职工的个人环境。

#### 2. 确保要做到

▪ 在轮班之间至少有 11 小时的休息时间（休息日），并且最低要求是至少每周一次最低连续 24 小时的休息时间（每周休息）。

▪ 容许员工频繁的短休息，而不是一个长时间的休息，以减轻疲劳及注意力不集中。至少上、下午各 10 分钟的休息时间，加上较长的午餐休息时间，这是绝对必要的。

▪ 患者护理区要有一套轮班机制，以容许各位员工彼此能轮流休息。

▪ 员工要有一个休息场所，休息场所要远离工作区，配备饮用水和厕所（参见模块 6）。

▪ 工作台要符合工效学各方面的要求，以减少疲劳。例如，遵从“肘关节规则”，以避免疲劳和疼痛（工作台面一般应当与肘关节水平），所提供的椅子要有正确座高和良好的靠背支撑（更多细节参见模块 2）。无论是工作人员在桌前、实验台前弯腰或站在手术室台上，重要的是要定期变换人体位置，以避免疼痛或关节僵硬。

#### 3. 明智运用加班方法

在许多国家，法律要求用人单位为加班或者在周末和公共假日工作的劳动者支付更高的加班费，以补偿医务工作者因为额外的努力和工作时间更长而带来的不便（根据国际劳工组织的标准，补偿工资应该至少高出 25%）。如可能，应尽量避免加班或将加班保持在最低限度，特别是对于涉及特殊危害、重体力、精神应急的工作，或是长班、12 小时工作班的员工，都不应再加班。

要避免增加卫生服务和医务人员的额外负担。

▪ 通过改进计划、提高工作效率限制加班。

▪ 记录并追踪每位员工的工作时间和轮班次数，公平地平摊加班时间，并遵照工作时间限值的法律要求。

▪ 给员工关于补假或加班费的选择权。

▪ 要求加班应提前通知，并尽可能给予员工是否

加班的选择权。

▪ 设置合理工资率水平，使员工能够获得适当的工资而不是依靠加班获得。

▪ 所有员工应该签署书面合同，规定其正常工作时间、工资及如果增加工作时间时每小时加班费（参见模块6），工资单应该包括详细的加班时间和每小时加班费。

### 管理加班的创新方法

**现状**：德国海德堡大学附属医院曾经护理人员短缺并且加班急剧增加。

**措施**：通过管理层和员工之间的一项协议，该院建立了注册护士志愿库，以减少加班。

该协议为加班提供了补偿休假的可能性。护士加班可以选择接受125%报酬（按每小时计算），也可选择25%津贴（按津贴系数计算）并获得调休，或得到125%休息时间。

**结果**：医院拥有更大灵活性，可用自己的员工弥补所要求的人员短缺。

**成本及可持续性**：在一年左右时间建立新系统，但其经济状况影响尚有待确定。

人际交流来自H. Beck,（Gesamtpersonalratsvorsitzender, Universitatskliniken Heidelberg, Germany June 2010）。

（邹艳辉 翻译；张 敏 审校）

# 检查要点7.3

## 采用弹性工作时间和休假安排

### 原因简析

▪ 对医疗卫生服务量的需求和所要求各种医护的类型随着不同季节的变换而变化，或者每天都不同。因此，应建立弹性的工作时间表适应这种波动。与此类似，家庭和其他个人责任对员工所造成的压力也不同，工作时间的一些弹性也能缓解员工压力而受益匪浅。员工愿意加班以应付紧急情况是双赢局面，因为员工知道他们也能选择工作时长和何时工作。认同该政策的医疗卫生机构倾向于以记分方式开展招聘、留住人才及鼓舞士气和绩效。

▪ 弹性的工作时间并不等同于缺乏事先的计划！与此相反，需要把它纳入日程安排，而不是要实施的最后一刻才做出安排，并且给予员工上班和休假的通知信息不充分。

### 改进方法

1. 弹性的工作时间安排应同时满足医护人员和组织制度的要求，工作时间可以如下一种或多种方式通过一定的变化而更加灵活。

▪ 每个工作日的工作时数。

▪ 每周工作时数。

▪ 员工在一周的具体工作时间或天数。

2. 工作时间的安排应该是精心设计的，以确保遵守法律和符合组织制度，并与工会或员工代表磋商，确保所有的合同和履行合同的具体实践并将其纳入考虑。

3. 确保员工清楚最低工作时数和责任，尤其是当引入一种新时间表时。无论是常规的或是弹性的，更改工作时间表或安排休假前，都要多次通知员工。

4. 考虑各种可能性并决定采取哪种方式满足机构和员工的需求。加班、兼职和轮班工作都是传统的弹性的工作时间安排方式，但也有许多其他安排方式，举例如下。

▪ ***兼职工作*** 意味着一些员工雇佣的工作时间少于标准工时。例如，少于每周 30 或 35 小时（取决于具体国家）而不是 40 小时。使用兼职员工可以给予雇主更高的弹性，因为有较大规模的劳动力储备，可以依靠这些储备为高峰需求时提供帮助。同时它还可适应员工的愿望，也许在有限的时间内能从事研究或有更多时间履行家庭及社区责任。

▪ ***分享工作*** 是兼职工作的一种形式，即委任两人供职于同一职位。各自承担全职工作的一部分，由兼职者和工作单位的管理者之间达成协议。

▪ ***交错工作时间计划*** 其上下班工作的时间略有不同，因此员工也可灵活选择开始上班的时间。当做出选择后，就成为员工固定的工作时间计划。错峰工作时间计划可能特别有益于员工，既避免交通高峰也给医疗机构在最忙的时间有最多的工作人员上班。

▪ ***平均工作时间／年度工作时间*** 该系统容许每周工作时间的变化，只要满足以下条件。

• 在某期限内固定工时总数。

• 在同一期限内每周平均工时数。

▪ ***弹性工作制*** 意味着员工个人都能够在一个既定的框架内决定自己每天或每周的工作时间。每天或每周的工作时数，以及每天开始和结束工作的时间均可不一，但是员工每天不得不在某些“核心”时间工作。例如，弹性工作时间为 06: 00~20: 00，“核心”时间（强制工作时间）为 10: 00 ～ 16: 00。工作场所有时也在一个特定期限内设定一个最短工作时间小时数（如一个月）。

▪ ***弹性休息*** 遵循一个同样的基本原则——给予员工选择缩短午餐时间，并且，例如早点下班回家。

▪ ***时间银行或时间储蓄账户*** 容许员工到“时间银行”（储存）他们在一个特定时期超出标准工时的额外工作时间（如一个月），以此为依据减少其下月的工作时间或休假。个人合同或集体协议决定员工能存多少小时到时间银行、时间补偿率（如加班1小时给予1.5小时补偿）及存假多久应休完（如加班时间应3个月内休完）。

▪ ***一个压缩工作周*** 是指在一周内工作的工时总数不变，而工作的天数比正常的周工作日少。如一周工作4天，每天工作10小时，而不是5天8小时。这有利于上班路程远的员工或在外承担其他兼职工作的员工，而且也可能节约运营成本（如能源成本）。

5. 考虑大多数弹性工作时间优势和劣势。

**对于医疗卫生机构的优势。**

▪ 可提高员工工作满意度，也为单位增效（如提高主观能动性和绩效，并减少缺勤）。

▪ 节约潜在的加班和其他高额外费用支付。

▪ 更好地适应工作量的变化。

**对于医疗卫生机构的劣势。**

▪ 增加了管理工作时间的复杂性，这些可增加行政成本。

**对于医护人员的优势。**

▪ 员工有“时间主权”（选择工作时间），对健康和幸福有积极影响。

▪ 有额外的天数参加培训、处理家务或休假。

▪ 总体上，在工作和个人生活之间得到更好平衡。

**对于医护人员的劣势。**

▪ 时间－储蓄账户超载和集中休假限制的潜在风险，这两大因素可能会大大限制“时间主权”实际实施程度。

*医护人员轮班作业小诀窍：参阅培训师指南资料卡7.3。*

（邹艳辉 翻译；张 敏 审校）

7

# 检查要点7.4

## 安排工作时间计划时，统筹考虑员工的家庭和社会责任

### 原因简析

▪ 从事医疗卫生服务的医护人员有家、有口、有个人兴趣，并要履行工作之外的其他职责，家庭和工作并非毫不相干，而是互相影响。

▪ 规划工作任务和工作时间安排，如将个人、社会的需要和责任纳入考虑，就更易于落实工作，其结果将使工作更有成效，员工更有幸福感。

▪ 一个工作与生活平衡的支持性工作时间安排（当考虑全员时）可获得全方位的益处，原因如下。

• 改善劳资关系、鼓舞士气并提高工作满意度，减少缺勤和人员流失。

• 使得医疗卫生机构易于吸引并留住有才能的和经验丰富的员工。

• 促进平等就业机会、减少性别不平等及预防经济和社会地位的排斥。

• 帮助维护职工及其家庭收入，加强他们的社会和经济福祉，并改善工作条件。

• 提高医疗机构的形象及其社会责任感。

### 提醒

**家庭责任** 指的是承担照顾家庭和家人的职责，这些不是纯粹的个人责任，因为这些是健康的社会和劳动力的基础，家庭责任所涉及的活动范围广泛，其中大部分劳动是毫无报酬的。

**家庭友好型的工作场所措施** 是指帮助员工兼顾工作和家庭责任的行动或流程。

**一个健康的工作 - 生活平衡** 是指所有劳动者的权利，无论他们是否有家人，员工应有足够时间从各种工作需求中得到恢复，并有时间追求个人和社会活动。

家庭责任的划分受到性别规范和习俗影响，女性倾向于承担大部分家务和照顾家属的责任，但这些可以并应由男性和女性共同承担，对于女性来说，女性只有在怀孕和哺乳的情况下要求特殊保护措施。

政府赋有制定包括社会保障在内的法律和政策框架的主要责任，这些大多也可用在组织管理层面，集体谈判协议和（或）工作场所的政策能使工作条件更适合于履行家庭责任。

### 改进方法

制订工作时间计划时能完全了解员工的需求和困难，将员工的家庭责任纳入考虑会更有成效。在提供宝贵的信息和采取合适的措施的建议这两方面，应与工会或职工代表进行磋商。这些取决于工作场所的大小和资源，但可选择的措施包括以下几点。

1. **工作组织、工作时间和轮班表**，检查要点7.1~7.3早已制订了一系列组织工作、工作时间和轮班表的基本原则和一系列措施，对于一个健康的工作 - 生活的平衡——尤其是弹性工作时间的选择是非常有裨益的。与此同时，提前排班和提前通知班次往往对医疗工作人员来说也是很重要的，也有裨益。例如，从轮班到固定班；排班表要满足正常的工作时间，并与医务人员讨论如果正常医护排班被打乱，他们能做什么。

2. **休假安排主要关注点如下。**

- 年休假，员工有选择何时休年假的权利。
- 病假。
- 探亲假。
- 短期紧急或护理休假（为了意外的家庭问题，如小孩生病，或计划好的护理需求）。
- 孕期假、陪产假和育婴假（见检查要点7.5）。
- 长看护假（家庭依赖成员有长期护理的需求时）。

以下几点与休假安排的计划有关。

- **明确的政策**。在国家法律及工作场所制度规定了可享受的休假。政策或者协议，以及个人合同中，应当向全员说明员工休假的权利、假期时间、休假手续、注意事项、休假时是否带薪及是否会影响其他就业福利待遇或者权利等（如年资、退休金和培训等）。鼓励员工当需要时应请病假而非置于有传染的风险中或抱病工作。一些国家为员工提供家庭紧急事假的权利；否则，工作场所政策中还应包括特殊休假安排的规定。
- **预先计划**。确保工作场所有一个休假的安排表，提供给每一个人，以便员工预先计划休假。休长假前容许一个工作交接期。提前做出计划。
  - 员工休假时，尽可能给员工更多的自由选择权，以便他们尽可能满足家庭之需（如学校放假）。
  - 清楚地记录每位员工休假情况，以便计算每位剩余的假期未休，在制订排班计划时加以考虑。
- **带薪休假**。一些国家法律要求雇主在员工休假期间支付薪水，而另一些国家法律只规定某些期间应该提供带薪休假（通常孕妇现金福利通过社会保险或公共基金支付）。作为集体谈判或工作场所内部政策的一部分，除通过社会保险计划支付的产妇津贴外，许多雇主也选择提供更长的或更好的带薪产假或陪产休假计划。带薪休假是一个良好的投资，原因如下。
  - 员工似更有可能留在机构，这节约了人才招聘和培训的成本。
  - 那些由于经济压力而提早返回工作岗位的工人最终可能会缺勤或者工作效率降低，因为他们并没有时间得到充分合理的休息和康复。

**3. 在工作单位内部或其附近的护理机构**并帮助履行家庭责任满足家庭的保健需求可能是一项重大挑战。艾滋病流行，特别是在非洲，加重了巨大的护理负担。女性承担了大部分家庭护理工作，如果在工作场所倡导更多全职男性分担更多护理责任，以及提供实际的支持，这是很有帮助的。

一些雇主通过提供信息并容许弹性工作时间来提供支持；有时他们与社区幼儿园建立联系。而另外的则直接提供儿童看护或给予经济资助儿童看护费用。任何支持性措施，只要采取了，都将增加留住最好员工的机会，并通过减少工作与家庭的冲突而提高其绩效。

根据当地情况，安排包括以下几点。

- 幼儿园设在工作场所内或其附近。
- 支持性社区社会护理服务机构，老年、暂时或慢性患者及残疾人护理。
- 课后活动空间。
- 儿童护理补助金。
- 员工怎样照顾家人的资讯。

若医疗卫生机构规模小，可考虑与其他单位合办并集中资源办理相关事宜，举例如下。

- 建立一个由多个工作场所使用的幼儿园或托儿所。
- 与一家当地儿童护理机构、日托或全托中心谈判，为员工获得优惠。

• 倡导社区服务来提供儿童或老年护理。课后俱乐部对无社交时间或特殊上班时间的劳动者特别有用。

• 联系相关的非政府组织（NGOs）和公共机构。

帮助和鼓励员工分享相关信息和相聚在一起安排这些事项。

**法国比尤利的雷恩亚特兰特科技的儿童护理安排园**

**比尤利的雷恩亚特兰特工业园**内设有 111 家电子工业和信息技术行业的公司，雇员 7000 多名，其中包括塞维涅私人综合医院、凯奥雷斯城市交通公司。

**现状**：在塞维涅诊所 350 名员工中的 80% 是女性，多半是医生和护士。凯奥雷斯城市交通公司雇用 550 名司机，其中 20% 是女性。大部分医疗卫生和运输（行业）员工工作时间不规律、特殊，如上早班、夜班和周末班，这些工作时间表对育儿提出了挑战。

**措施**：广泛的合作伙伴，包括国家各部委、社会保险机构、自治市、企业、工会和非政府组织联合开发一个解决方案。为了满足劳动者不规则的工作时间，企业间合作和跨市间合作创建多功能护理中心，提供定期的、临时性的和半托儿童看护，看护儿童的年龄从 2 月龄到 4 岁不等。加莱托儿所是由非政府组织组建的，成立于 2004 年。该托儿所从周一至周五，早上 6: 00 到晚上 9: 30 开放，学生假期也开放。

**结果**：这个多方利益相关者主动参与过程的成果提供了高品质的儿童护理，能满足非标准工时劳动者作为父母的需求，并促进工作与家庭的平衡和社会包容性。

**成本和可持续性**：所涉及的各方均分摊运营成本，父母负担约 1/5。2007 年，父母分摊看护孩子的费用是每小时 1.7 欧元。

（Hein；Cassirer，2010）

（邹艳辉　翻译；张　敏　审校）

# 检查要点7.5

## 提供产期保护和产假，包括安排母乳喂养相关事项

### 原因简析

- 在医疗卫生机构中，女员工占绝对优势，在就业实践中就导致许多与性别相关的问题，包括提供孕妇保健的规定，明确只有孕期妇女可享有产假和哺乳假，因此必须承认并重视女性员工的特殊需求；当然，所有员工，包括男性和女性员工，都需要在工作场所做好保护免受生殖性有害因素的影响。

- 如果这一过程管理良好，相关的员工在孕期和休完产假返回工作岗位之后可继续是团队的积极工作者。他们对自己的工作有安全感，并似乎更忠诚于所供职的单位。与一个由于工作满意度低、职业紧张和病假所致的高辞职率相比，通过提供充分的孕期保护，包括对母乳喂养提供支持，那么医疗卫生服务就较少被孕期保健所中断。

- 相关的休假安排，包括在孩子出生早期的男性和女性的陪产假和育婴假，假期的时长符合规定或者高于法律规定，这都有助于在员工和雇主之间建立一种信任并相互尊重的关系，普遍地鼓舞士气，并且树立医疗机构是一个承担社会责任的用人单位的良好声誉。医疗卫生机构拥有一个健康的工作-家庭平衡的高年资员工是工作场所安全卫生和高质量医疗卫生服务的关键要素。

**提醒**

**怀孕并不是一种疾病**，怀孕期间工作本身并非一种风险，妊娠早期、产后或妊娠期有并发症的情况下除外。许多妇女妊娠后期能继续工作而没有任何健康问题，能保持高效工作，并能在产假结束后重返岗位履行正常的工作职责。工作场所为预产期孕妇提供可操作性的支持措施，如提供饮用水和合适的营养品，给予工间短暂的休息，鼓励产前检查，这会有助于孕妇的身心健康。这些措施对于妇女本人及工作场所都很重要，从大局而言，有益于子孙后代的健康和社会。

然而，医疗卫生工作场所还需要注意优生优育，因为工作场所的职业接触存在罹患疾病风险，如传染性疾病、有毒化学物质及电离辐射（参阅模块1）。因此需要采取更多防范措施预防女性流产、早产、出生低体重儿或有残疾的婴儿，也需要预防孕期和分娩罹患并发症。

### 改进方法

**1. 确保保护医护人员免受生殖性有害因素的影响**。可能有许多影响男性和女性医护人员生殖系统的有害因素，如消毒剂、电离辐射、麻醉剂及传染病（详见模块1）。

**2. 涉及孕妇保健的一项综合性措施**。设计用于保护职业女性不受歧视、伤害或由于怀孕和生育所引起的工作相关的损失。孕期保健可能有立法保护，规定了最低标准，但是用人单位可在这些标准的基础上提高标准。多个ILO劳工标准在这一领域可提供可操作性的指导。

基本的孕期保健措施包括以下几点。

- *产假*：产假是一段由于与生育相关原因离开工作岗位而享受带薪假期；妇女休产假是为了保护妇女产褥期及其孩子健康。

▪ *现金和医疗福利*：产假期间的现金福利权利和与怀孕、分娩、产褥期相关的医疗保健权利。

▪ *保护就业和无歧视（有权返回工作岗位）*。这样保证孕妇和哺乳期的母亲将不会因为怀孕和生育失去工作，能在产假后返回到相同或同等工作性质、报酬的岗位；也能保护妇女免受孕期、哺乳期歧视。

▪ *孕妇产前、产后的基本母婴保健*：包括确保工作场所、医疗操作和工作条件安全，以便孕妇或哺乳期的员工及其孩子不受工伤或其他伤害，不接触对母婴健康有害的工作。

▪ *母乳喂养安排*：简单地安排哺乳场所及环境，以方便母亲重返工作岗位后能继续哺乳或工间哺乳。母乳喂养对母亲及婴儿的健康极其重要。

**ILO 孕妇保护公约 2000（No. 183）规定**

▪ 产假至少为 14 周，包括分娩后六周的强制休假期和其他由于生病、并发症或与怀孕、分娩有关的并发症风险需要的额外假期。

▪ 在休假期间薪酬至少享受原收入的 2/3，最好是通过社会保险或公共基金支付（以预防产后母亲很快重返工作岗位的压力及由此可能将母婴健康置于风险之中）。

▪ 孕妇或哺乳期妇女有权不从事不健康或者危险的工作。

▪ 医疗福利，包括产前、分娩和产后卫生保健，必要时包括住院治疗费用。

▪ 保护由于孕、产而被解雇，以及保护返回相同岗位或同等工资报酬岗位的权利。

▪ 禁止强制性妊娠实验。

▪ 每日最短带薪哺乳时间，或者减少每天工作时间用于哺乳。

3. **培训经理和主管**以使其理解、采取和支持以天为基础的措施。也应组织员工培训，提高孕期保健意识、艾滋病母婴传播知识和父母抚育责任及相关制度的详细规定。

## 产假和就业保障

产假不是病假或公共假日，是用以保护孕妇和婴儿的。在此期间须有就业保障，并且产假后有权返回工作岗位或薪酬不减少、年资或其他就业权利与过去类似的工作岗位。假如员工认为休假将失掉其工作，即使当必需休假时，员工实际不大可能休假。产假对母子健康很重要，因此几乎所有国家都有相应立法并列出在员工休产假期间应该得到的报酬。如果产假薪金是不通过社会保险或公共基金支付，并且如果国家法律没有要求雇主提供带薪产假，医疗机构仍可考虑其他选择，举例如下。

- 自愿支付产假津贴。
- 帮助员工参加私人保险计划并分摊保费。
- 帮助员工预先存款。
- 给员工预支部分工资，给予长期偿还期。

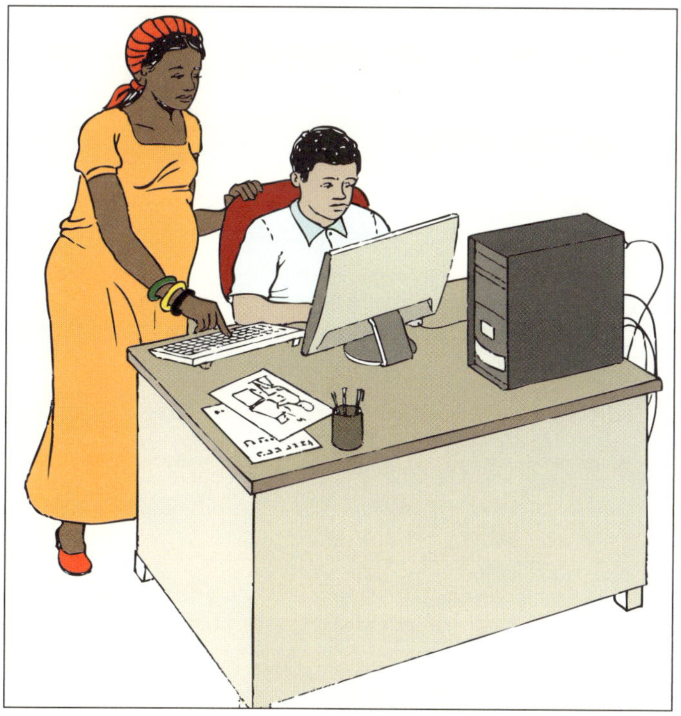

图7.1

**一名怀孕员工在培训她的同事接替她的工作，为她休产假做准备**

## 母乳喂养

支持母乳喂养符合一般国际建议书的要求，对母子未来的健康极其重要。刚生育的妇女重返工作岗位时，她们似乎需要母乳喂养婴儿。对重返岗位职业妇女的母乳喂养提供支持非常有意义，因为母乳喂养的婴儿更健康并且不容易生病。机构能如何帮助她们？所有的需要是以下几点。

- 一间干净而私密的房间（非一个浴室或厕所）或一个如下所描述的屏蔽区。
- 为了哺乳，给员工一些额外的有薪哺乳时间或者减少每天工作时长的自由。
- 管理者和同事理解并支持这一计划。

母乳喂养区域并非需要一个华丽的空间。一个不受天气影响的屏蔽区，尽可能安静并有椅子、换尿布台、洗手设施，并配有饮用水就足矣。

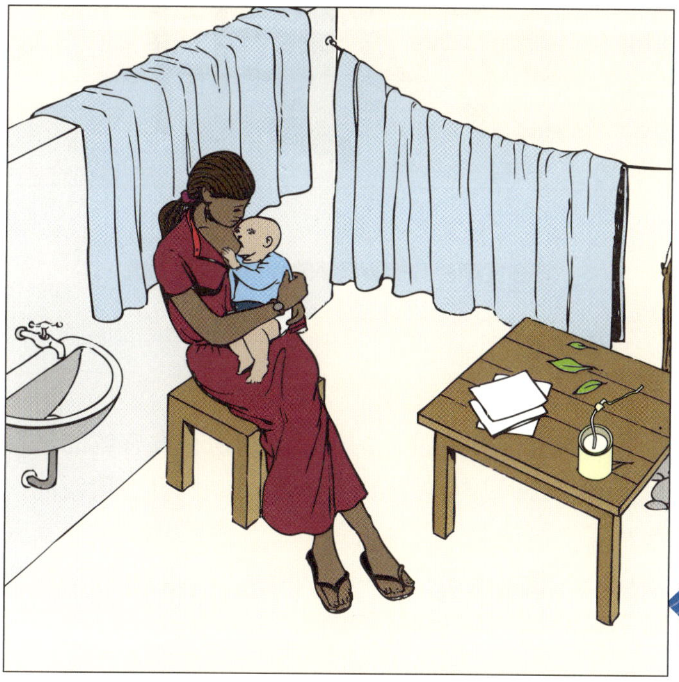

图7.2

**一个低成本的母乳喂养区域可为母乳喂养的母亲提供隐私保护和必要的舒适**

注 1 国际推荐单纯母乳喂养期为 6 个月，母乳持续喂养可至大于等于 2 岁。参见世界卫生大会 55.15 号决议（婴幼营养全球战略，2002）。

## 陪产假

陪产假是为了让宝宝出生时父亲陪在母亲身边，能帮助父亲与新生儿形成纽带关系，也促进男女平等分担家庭责任。在国家法律和组织机构操作实践中，施行陪产假越来越普遍，特别是在劳资谈判合同上，反映了父亲的角色日益重要。在国家层面可查到陪产假信息，陪产假从一天到三个月不等，并且通常是带薪休假。

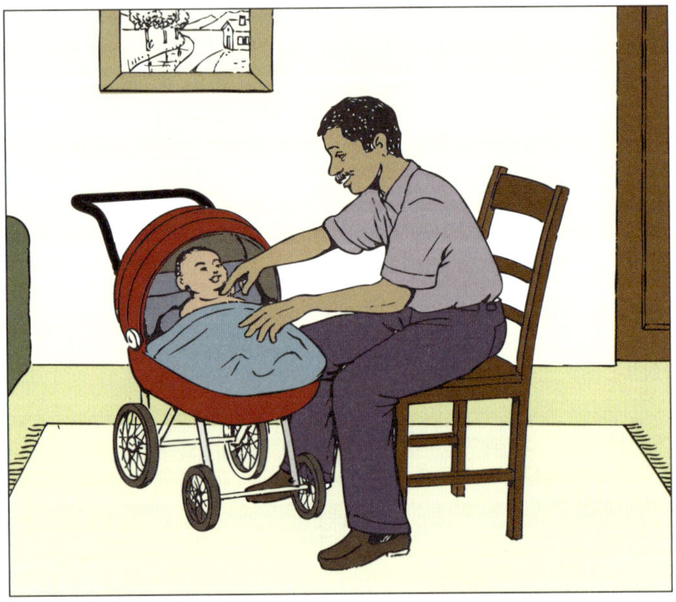

图7.3

**许多父亲感激能有假期陪伴他们的新生儿**

## 育婴假

育婴假是指有计划的对父母任何一方有效的长期休假，在此期间内容许他们照顾婴儿或幼儿一段时间，通常在产假或陪产假后开始休息。按照 ILO 负有家庭责任工人建议书所提出的，1981（No. 165），父亲和母亲两人都应有权享受育婴假。

## 给予暂时弹性的工作时间

检查要点 7.3 评估了一些弹性工作时间安排的可能性，雇主也应考虑同意对有新生儿的父母的一些临时性安排，用于帮助体检、接种疫苗、母乳喂养及其他短期需求。

## 儿童保健安排

提供托儿所，或帮助员工在工作场所附近找到托儿所，如这样，要是员工希望，他们就能在工作期间或工作结束时，快速到达那儿并喂养孩子（见检查要点 7.4）。

（邹艳辉　翻译；张　敏　审校）

# 参考文献


- Ferguson, S.A.; Dawson, D. 2012. "12-h or 8-h shifts? It depends", in *Sleep Medicine Reviews* Vol.16(6) pp. 519–528.
- Hein, C.; Cassirer, N. 2010. *Workplace solutions for child care* (Geneva, ILO), pp.220-227. Available at: http://www.ilo.org/wcmsp5/groups/public/---dgreports/---dcomm/---publ/documents/publication/wcms_110397.pdf
- International Labour Office (ILO), "Conditions of Work and Employment Programmes", PowerPoint presentation, undated. *Innovative or "Flexible" Working Time: What are the Alternatives? What are the Advantages and Disadvantages for Workers and Employers?* (Geneva)
- Tucker, P.; Folkard, S. 2012. *Working Time, Health and Safety: A Research Synthesis Paper*, International Labour Organization (Geneva).
- Wagstaff, A.S.; Sigstad Lie, J.A. 2011. "Shift and night work and long working hours – a systematic review of safety implications", in *Scandinavian Journal of Work, Environment and Health*, May, Vol. 37(3), pp. 173–85. Available at: http://www.sjweh.fi/show_abstract.php?abstract_id=3146
- World Health Organization. 2002. *Global Strategy on Infant and Young Child Nutrition*, World Health Assembly Resolution 55.15.


7

# 进一步阅读材料


- Aiken, L.H., Clarke, S.P., Sloane, D.M., Sochalski, J., & Silber, J.H., 2002. 'Hospital nurse staffing and patient mortality, nurse burnout and job dissatisfaction' in *Journal of the American Medical Association*, Vol. 288(16), pp. 1987-1993.
- Aiken, L.H., et al. 2003. *Nursing burnout and patient safety. JAMA: Journal of the American Medical Association, Vol.* 289(13), pp. 549-551.Blackwell Science Ltd
- Hein, C. & Cassirer, N., 2010. *Workplace Solutions for child care.* (ILO, Geneva).
  Available at: http://www.ilo.org/public/english/protection/condtrav/pdf/workplacesolutions.pdf
- International Labour Organization, 2007. *Safe maternity and the world of work.*
  Available at: www.ilo.org/travail
- —. 2012 *Stress prevention at work checkpoints – practical improvements for stress prevention at the workplace.*
- Paul, J., 2004. *Healthy beginnings: Guidance on safe maternity at work.* (ILO: Geneva).
  Available at: http://www.ilo.org/public/libdoc/ilo/2004/104B09_106_engl.pdf

# 模块8:

# 设备、物资的选择、储存和管理

要顺畅而有效地提供医疗卫生服务，就需要选择并采购适宜的医疗卫生设备和物资，正确储存，监督其使用和维护情况，并对库存量进行追踪。无论是药品、制服还是设备，都不应将对其的选择、储存和管理工作分散独立管理，而应当作一个综合系统中的组成部分。

要避免必需品耗竭，或库存过多而占用资源的问题发生，就需要事先精心规划和安排。很多医疗物资是特殊物质，因此需要建立规章制度，以确保良好的储存，避免库存过期或损坏。2010 年对英国 5 家医院的调查发现，过期的医疗物品全部放置于货架上；其中一家医院的部分医疗消毒物品在 2002 年就已过期（Haspel，2010）。医疗卫生机构中大部分预算用于购买医疗设备，通过更好地控制库存量可显著地节约成本。

**一个更完整的案例研究见师资指南资料卡 8.1。**

**本模块的目标：**

▪ 通过如下方面对选择、储存和管理的每个环节进行检测和评价，包括：

- 需求评估。
- 选择适合的设备和物资。
- 库容管理、储存量控制。
- 确保医护人员知晓如何使用仪器设备、合理存储和控制库存量。

▪ 将设备和物资选择、储存和管理过程中的不同环节有机地连接起来，并展示一个综合的系统是如何改善流程和效率。

**根据本单位的实际情况调整本模块**

医疗卫生机构不光在规模、资源上迥异，采用的采购和仓库管理系统也不尽相同。工作场所可能通过一个集中采购系统或外委机构进行采购而供货充裕。即使如此，医疗卫生机构自己也有权说明具体需求，并提供一份清晰的供货质量、适用性和送货及时性的反馈表。无论哪种采购运作模式，医疗卫生机构都应组织库存量盘点，以事先清楚地明确需求量，避免供货中断。

## 模块8检查要点

| | |
|---|---|
| 8.1 | 制订计划以满足所有部门有关设备、物资的需求 |
| 8.2 | 在能购买和可负担的基础上，选择最安全和最适宜的设备 |
| 8.3 | 提供一个稳固的、安全的、标识清楚的空间储存所有物件 |
| 8.4 | 建立一套库存量盘点及维护系统，并包含有害因素控制 |
| 8.5 | 对员工进行设备安全使用和维护的培训，特别是新产品或新模式的培训 |

（李　祈　翻译；张　敏　审校）

# 检查要点8.1

## 制订计划以满足所有部门有关设备、物资的需求

### 原因简析

- 及时做好计划意味着物资和设备需求供应有保障，不易被中断，从而保证最基本的医疗卫生服务能够顺利进行。
- 规划建立一个综合的系统，该系统覆盖需求评估、资金分配、选择、储存、库存量盘点和操作监督，以减少浪费，提高效率，并为高质量的医疗卫生服务提供支持。
- 让使用不同物资的相关医护人员参与规划制订，有助于描绘出一个清晰的需求和缺口图（包括操作或维修某些物件的培训需求），并能让他们产生主人翁意识，从而更富有责任感，并按规定操作。

### 改进方法

> **注解：**
>
> 即使医疗机构不直接进行采购或资金预算分配控制，仍应采取以下步骤，通过需求评估及时、清晰地明确需求情况。如果供货中断或不符合要求时，应立即反馈；抵制低劣或不安全的设备、物资供应。最好实时了解商品及其价格，以便在谈判中获得合理的供货。

1. 制订计划的第一步是评估需求并确定缺口。与物资和设备的使用者进行磋商是必不可少的；去他们工作的地点观察如何使用物资会很有帮助。管理者或团队负责人应该与医护人员在他们的工作地点交谈并查证以下内容。

- 目前使用哪些物资，运行状态如何？
- 在哪些地方使用不同或额外设备可提高效率？
- 领取、操作或运输物资过程的瓶颈或延迟是什么？
- 是否能正确地并能有把握地使用物资？

这些要点可制成一个简短的标准问卷，用于帮助收集必要的信息。

2. 将所获得的关于物资和设备的需求、缺口、领取和操作的信息资料作为制订物资和设备综合计划的基础。要将物质和设备的安全性赋予最高优先权，包括是否缺少关键物件、危险的设备或远期培训需求等安全问题。然后是根据所在工作场所的政策和规定，确定其他需求的优先顺序。

3. 同时应确保定期报告库存量和设备的运行状态，这样①当物资达到某特定最低水平时，采购负责人能得到预警；②如机器和设备老化或故障时，也能得到预警。

4. 通过评估和改进储存、库存量盘点和培训，完成计划。

*见师资指南资料卡 8.2，包括物流管理、库存量控制和储存三个问卷。*

8

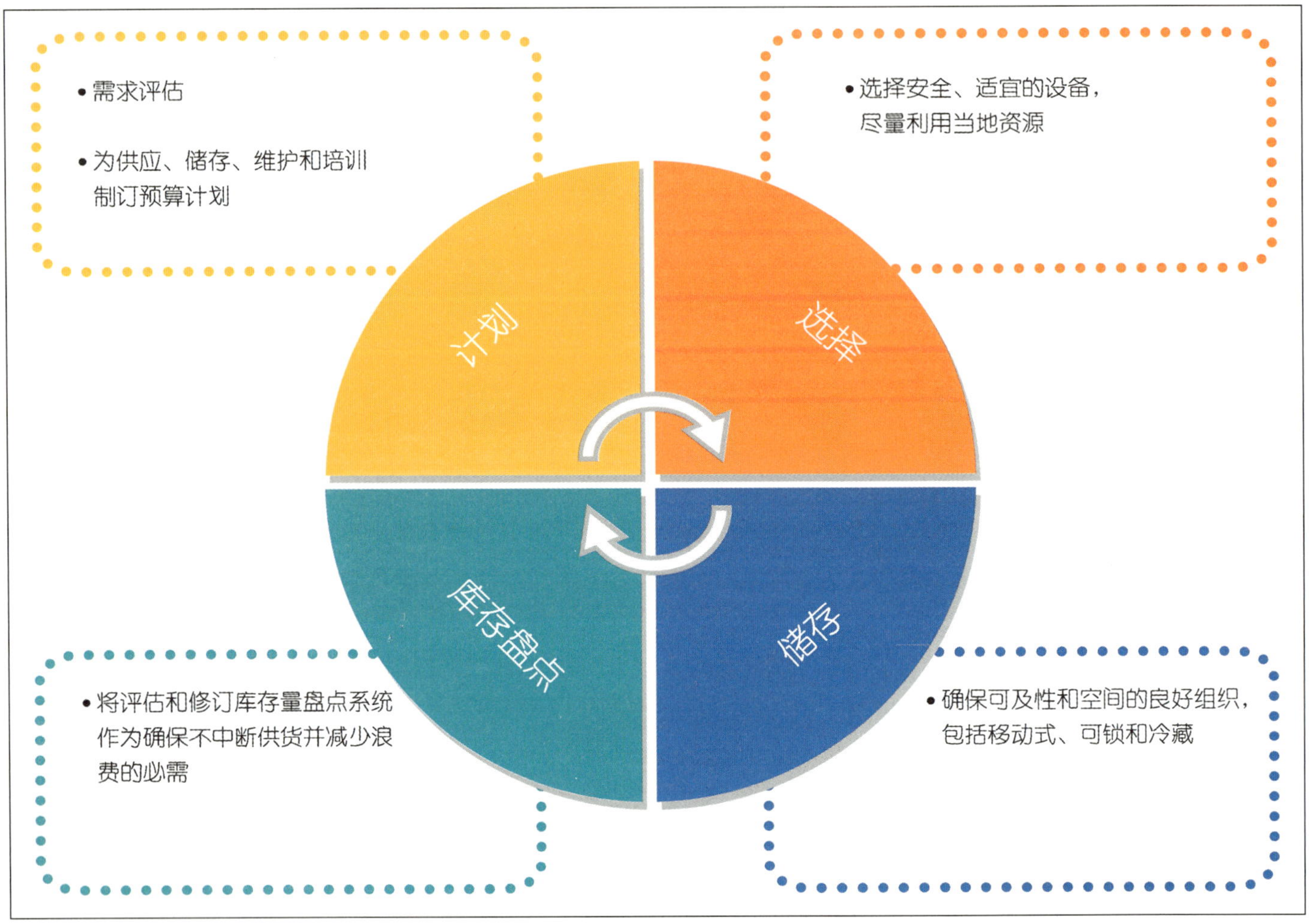


图8.1

**一个综合的物资和设备管理系统**

（李　祈　翻译；张　敏　审校）

## 检查要点8.2

### 在能购买和可负担的基础上，选择最安全和最适宜的设备

#### 原因简析

- 当基本的和（或）适宜的工具和物资供给不足时，会导致医疗卫生服务不佳，员工士气低下，甚至损害患者和医护人员的健康。同时也浪费宝贵资金。
- 选择医疗设备和物资要仔细，同时考虑医护使用者提出的合理化建议，以确保物资供应能满足使用者的需求，并物有所值。

#### 改进方法

1. 以需求和缺口评估为基础，*有计划地逐级*满足这些需求，从最紧急的需求开始。

2. 在开始选择物资之前，彻底检查*现有库存量*。

3. 从长远看，考虑基本*物资供应的备选方案，可以*省时省钱。如可能，咨询其他医疗卫生机构有助于确定可靠的供应商。观察成本 - 节约的机会，比如只要储存空间足够可大批量购买，并置于相关售后服务处。查看是否能够获得某些当地资源，这能省钱并减少医院或诊所的环境成本（见模块 5）。

4. *设备安全离不开选购安全的设备，安全地储存*并确保使用员工得到正确的培训。同时确保有一份含有仪器操作说明书的手册，要用使用者的语言种类书写，设备必须只用于设定的用途；应当有一份维修计划，包括定期检查，尤其是急救设备（见检查要点 8.4）。如果检查发现设备功能故障，要马上采取措施进行维修或者替换。

必须对急救设备进行日常检查，并在一份检查登记表上签名，以保证急救时正确运转。例如，检查输液和注射泵、报警设备、监控设备和通风换气设备的效果。

*注：即使不直接参与采购，可采取同样步骤以系统方式告知采购机构有关物资的质量和适合性。确保有专人负责报告物资的质量和安全，并且确保大家知晓对采购机构或采购部门提出建议的程度。*

***见师资指南资料卡 8.3 澳大利亚维多利亚州：采购委员会指南 2007。***

**提醒**

有很多方式滥用采购系统和库存量盘点，包括以下几点。

- 偏好某些供应商和承包者。
- 影响采购过程（礼物、贿赂）。
- 未能检查承包者的能力、资质和监测质量 / 绩效。
- 未能获得物资和设备的最优价格。
- 未能及时付款。
- 合同管理不善。

为避免以上情况，需采取以下原则。

- 公平并不偏不倚。
- 使用公开、竞争性的程序。
- 采购过程的连贯性和透明性。
- 识别并解决利益之争。
- 遵守法律责任和管理政策。

（李　祈　翻译；张　敏　审校）

# 检查要点8.3

## 提供一个稳固的、安全的、标识清楚的空间储存所有物件

### 原因简析

- 周全的储存计划：
- 可减少浪费和可能的变质。
- 改进可及性并减少延迟。
- 确保更便捷和更有效的库存量盘点。
- 减少应激损伤和事故的风险。

### 改进方法

1. *组织储存*，为各类物资划定储存场所，并用适宜的容器存放（有安全需要时，密封或上锁）。使用多层货架时，把重物放在底部，拿取放在货架顶层的物资时要有安全措施；如可能，向专家咨询关于保安和内、外部盗窃风险的事宜。

不必使用昂贵的容器。布基纳法索（西非国家）的邦福拉县地区中心医院把使用过的纸板箱进行重新设计，用于存储文件和病历。该医院用透明胶带加固这些箱子，并用清晰的标识描述每个盒子的用途（坦桑尼亚卫生和社保部；日本国际合作组织，2009），把可能有危害的产品分开放置（如把清洁产品和药品供应分开），将最常用物品置于靠近门或操作台的位置；如对储存有法律要求就遵循相关法律要求。按物资有效期的顺序摆放物资，如此安排，快到期的物资就能被先使用，“先进，先出”（见检查要点 8.4）。

2. *冷藏*。某些药品和血制品需要冷藏。禁止用医用冰箱储存任何食物和饮料。进行常规温度监测。

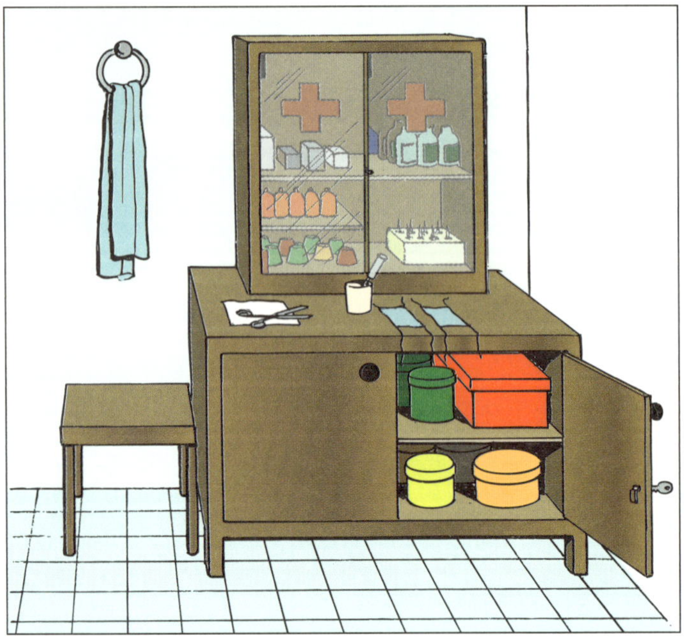

图8.2

**带锁的医用橱柜**

3. *对物资进行标识*，尤其是药品和化学品，这样能使物资醒目并有助于快速查找。

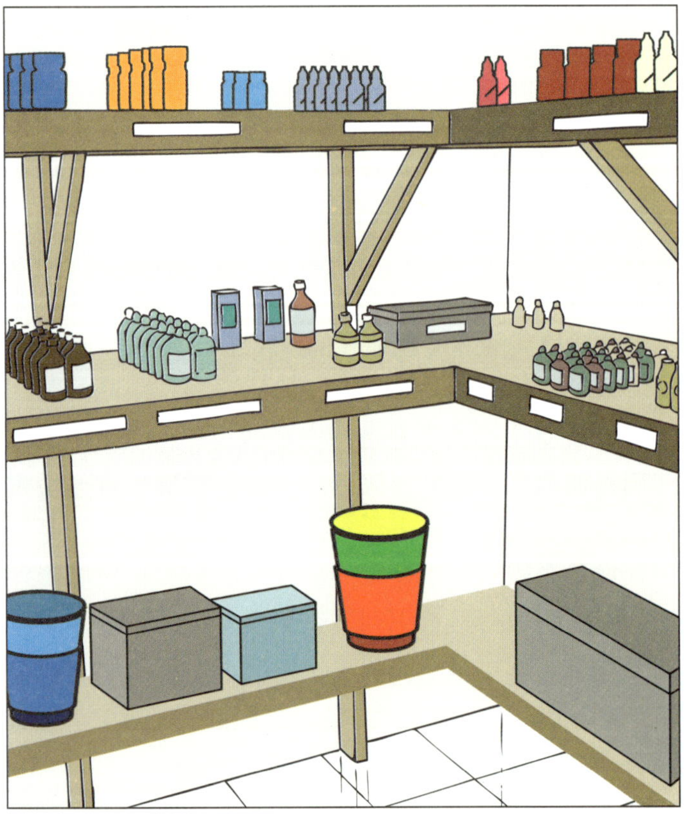

图8.3

**储存和标识**

4. *移动式储存*。物资易取则可省时，有时甚至能挽救生命。移动式设备是非常有用的，如托盘或容器，能一次搬运多种物品。这有助于确保最常用的物资和设备，或紧急情况下需要的物资或设备（如除颤机），置于或靠近工作台。这同时减少医护人员机体应激损伤，增加易取的舒适度和速度，并提高效率。

举例：在一辆存放干净布制品（如床单、病服等）的多层推车上再配备一个货盘来存放用过的布制品（但未被污染的），可方便工作人员摆放用过的布制品，而不必将这些布制品扔到地上或装入他们的制服中。这种手推车的设计重点是确保干净的和脏的布制品不混放。

5. *清理走廊*。确保人员、推车或四轮车经过的走廊没有障碍物，避免阻碍行走或发生事故。

**轻松拿到必需品**

设想在一家医院里，布制品储存室设在病房外，要拐几个弯才能到，门上还有锁，在一天的工作中，医护人员不得不频繁地去拿干净的布制品，长时间的行走费时费力，并可导致医护人员为省时而不锁储藏室门的风险。

作为改进的第一步，是在病人护理区使用一辆可提高效率的手推车，用于放置要用的干净布制品。这种手推车应有很多层货架用以放置不同规格的布制品，并悬挂一个袋子用来装用过的布制品。在最佳的实践中，是使用一辆手推车单独存放脏的布制品，手推车上配备一个货盘，存放乙醇擦手液和其他用于进行“背部和压疮”护理的物品。理想情况下，医护人员将这个装有布制品货盘的小推车推到病房里，并更靠近患者护理区，但这并非都可行。

6. *患者物品的储存*。患者也有储存物品的需求！在床旁为患者提供私人用品存储设施。使用家具可能花费多，并且可能占用宝贵的空间，因此可考虑低成本的其他选择。布基纳法索的邦福拉县地区中心医院购买了塑料筐供患者存储私人用品。这些塑料筐比其他床旁家具便宜得多，并可在当地市场上购买。患者也可把他们的盘子、菜等放在这些塑料筐里（坦桑尼亚卫生和社保部；日本国际合作署，2009）。

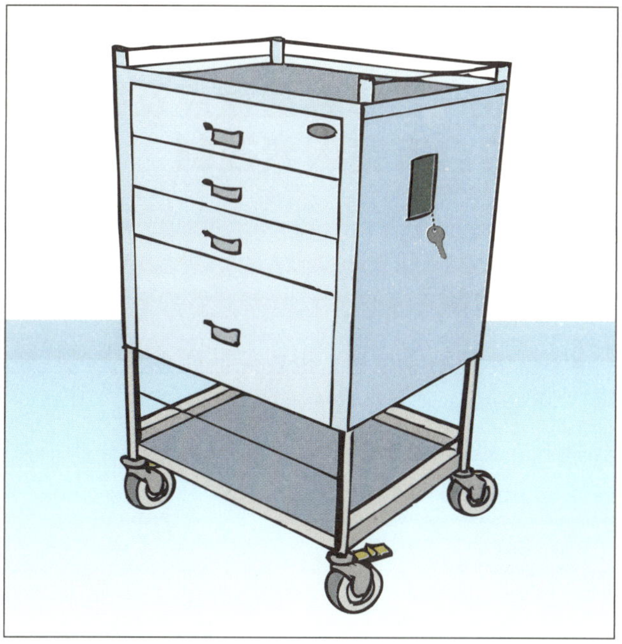

*手推车的抽屉带锁，用于存放疗程药品；方便分发药品，确保药品安全保管，并存放记录药物使用情况的药品登记本*

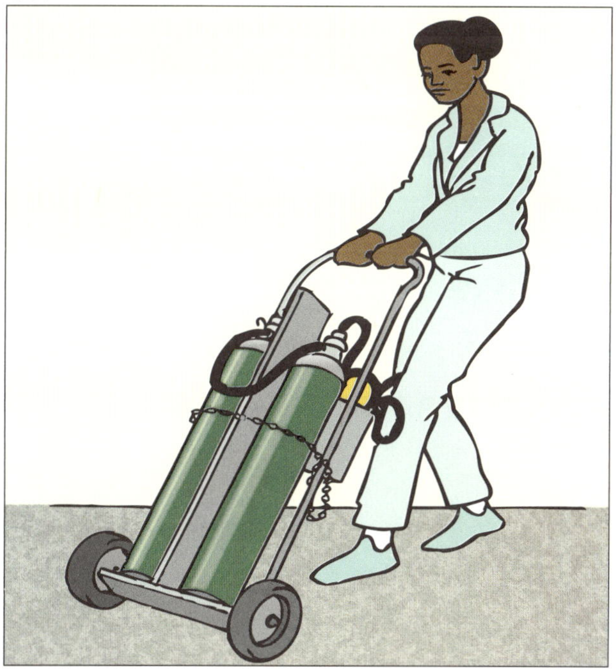

*运输气罐的手推车：确保搬运者能搬运重物而不会产生应激损伤，这些设备方便存取，有紧急需要时能随时拿到*

图8.4

**移动式存储**

（李　祈　翻译；张　敏　审校）

# 检查要点8.4

## 建立一套库存量盘点及维护系统，并包含有害因素控制

### 原因简析

▪不仅要控制库存量，也要保证库存物资的质量、安全，并做好维护。恰当的库存量盘点有益于及时制订计划和正确订货。它支持质量控制，并有助于避免物资浪费和省钱。

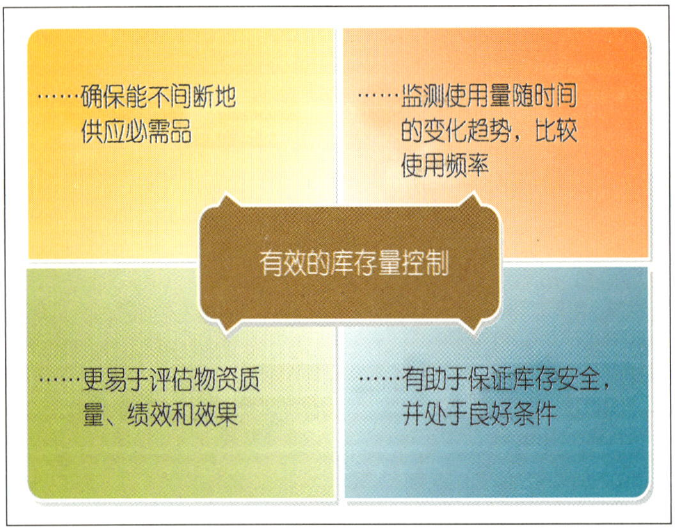


图8.5

**一个综合性库存量控制和管理系统的益处**

### 改进方法

*注：即使是由外部采购机构进行采购，或者库存管理是中央计算机管理系统的一部分，仍需对工作场所进行库存量盘点并进行监控。*

1. 在评估医院的库存量盘点政策或系统之前，检查现场有哪些库存量，它们是否符合所确定的需求（见检查要点 8.1），所有的物资和设备是否都在使用，并且没有过期，对所有不需要的或过期的物资进行处置。

2. 用同一分类系统进行设备和物资的储存和库存量盘点。

3. 决定是否有资源（人力和资金）开展手工或计算机化的库存量控制（也被称之为存货量控制）。

4. 评估在能保证持续提供医疗卫生服务时，每种物资库存量的最小需求量和最大需求量。当库存量接近最小需求量时，进行续订。

如果某些需求可预测，可能每次下订单时订购一个固定数量的物资，或者定期下订单，如每周或每月一次。事实上，这样的订单是一个固定订单，因此需要持续审查订单的数量和价格。

*注：当工作场所也同时负责自己订货时，这些才直接适用。但如果认为这将能确保及时和定期送货，仍可将此建议提交给采购部门。*

5. 制订维护和应急计划，该计划应覆盖所有工具和设备，并有一个定期检查的系统。该计划应包括识别某类物件（如尖角在脚踝高度，或者轮子没有一个安全防护装置）中可能存在的职业有害因素，以及消除这些隐患所需要采取的措施——包括可用更安全的方法来替代这类物件。有害因素的讨论详见模块 1、2、3 和 5。

**提醒**

每种设备都有潜在职业性有害因素，有不同的安全使用要求，应按国家要求对医疗设备进行检查（见模块 1）。

参考国际标准化组织 2003 年出版 ISO13485，该标准是针对医疗设备管理的，详情见网址 http://www.iso.org/iso/home.html。

*参见师资指南资料卡 8.4 关于库存管理的类型，资料卡 8.5 关于库存管理职责和资料卡 8.6 关于一项设备维护计划表。*

（李　祈　翻译；张　敏　审校）

## 检查要点8.5

### 对员工进行设备安全使用和维护的培训，特别是新产品或新模式的培训

#### 原因简析

- 正确使用设备意味着设备能运行得更好，能持续使用得更久，降低职业性有害因素和避免事故发生，从而更节省钱。

#### 改进方法

1. 建立一项培训方案，适用于以下人员。

- 新员工，从未操作过专业工具和设备。
- 在职员工，当引入新的和不同的物品时，需要对他们再培训。
- 在职员工，长期离岗后重返岗位（如病休假）。

培训应包含操作、维护、清洁和检查等内容。

2. 培训方式可多种多样，正式的和非正式的，包括指导。

3. 通过确保将必需的、安全和正确操作的说明书与设备放置在一起，支持培训。使用告知板和适当的墙面展示有用的信息和提示。

4. 即使有专业保洁员，仍要保证所有员工都意识到保持设备、工作区、储存空间整洁和卫生的重要性。委派一个负责人去支持和检查每个工作台面的清洁。

#### 储存和维修的提示

- 为每个物件设立一个存储空间，并与库存控制系统相连接，标识清晰。
- 把不必要的物资移走。
- 有潜在危害的产品应分开放置（易燃、易爆品等）。
- 将常用的设备放在身边，使用移动式储存。
- 购买最安全和质量最好的设备。
- 定期检查设备的有效性和安全性。
- 评估所有潜在的职业性有害因素，消除危害或有效管理。
- 在关键部位和应急设备上使用安全防护装置。

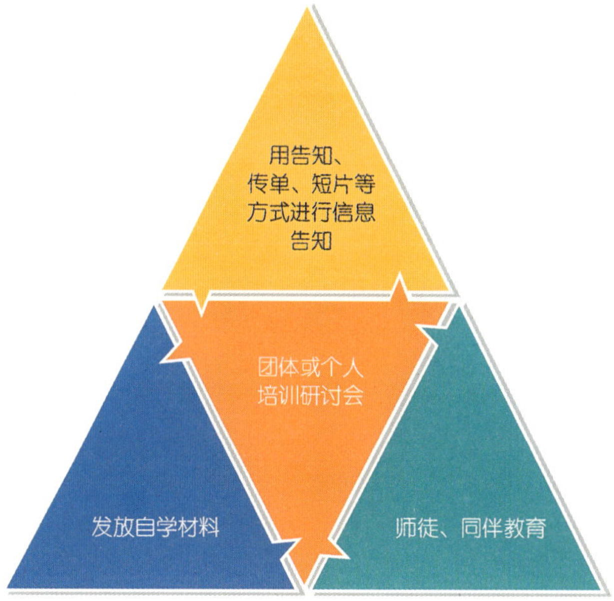


图8.6

**不同培训方法可相互强化以促进员工学习**

（李　祈　翻译；张　敏　审校）

8

# 参考文献


- Government of Uganda; Japanese International Cooperation Agency (JICA). *5S Handbook: Practical hints for 5S in health care facilities* (unpublished).
- GS1. 2009. *Case study: Leeds Teaching Hospitals NHS Trust implements GS1 bar codes and RFID technology to improve patient safety and increase productivity*. Available at: http://www.gs1.org/docs/healthcare/Case_study_Leeds_Teaching_Hospitals_General_Nov09.pdf
- Haspel, J. "The impact of poor stock control" in *Supply Chain Digital*, 20 September 2010. Available at: http://www.supplychaindigital.com/blogs/economics/impact-poor-stock-control
- Life Cycle Engineering. *Equipment maintenance plans*. Available at: http://www.lce.com/pdf/1EMPWaitschies.pdf
- Ministry of Health and Social Welfare, Tanzania; Japanese International Cooperation Agency (JICA). May 2009. *Implementation Guideline for 5S-CQI-TQM Approaches in Tanzania*
- State Government of Victoria, Australia, Department of Health. 2013. "Procurement Guidelines for Victorian Public Hospitals and Health Services." Available at: http://www.health.vic.gov.au/procurement/index.htm

# 改善医护人员工作条件行动手册词汇表

| | | |
|---|---|---|
| **Abuse** | 虐待 | 羞辱、贬低或有辱他人尊严和对别人价值观缺乏尊重的行为 |
| **Accident** | 意外事故 | 见职业性事故 |
| **Airborne pathogens** | 经空气传播的病原体 | 通过诸如微滴或粉尘机制经空气传播感染的致病原 |
| **Assault/ attack** | 袭击/攻击 | 图谋人身伤害或侵害他人身体的行为，包括性袭击 |
| **Biological hazards/ biohazards** | 生物性有害因素 | 可以使人、动物或环境健康面临风险或潜在风险的感染源或有害生物材料，风险可直接来源于感染或间接来源于对环境的破坏 |
| **Bloodborne pathogen** | 血源性病原体 | 人类血液中所存在的能对人致病的有害微生物 |
| **Breastfeeding arrangements** | 母乳喂养安排 | 这涉及做出（简单）安排，以帮助医护人员在工作场所哺乳，或将母乳挤出加以储存，方便晚些时候用于哺乳 |
| **Bullying/mobbing** | 欺负/排挤 | 反复实施惩罚性、残酷或恶意行为，试图羞辱或损害医护人员中的个体或团体 |
| **Cash and medical benefits for maternity leave** | 产假的现金及医疗福利 | 在产假、怀孕、分娩及产后期等相关医疗服务期间以现金支付福利的权利 |
| **Compressed work week** | 被压缩的工作周 | 一种容许重新安排工作时间的作息制度，特点是工作班次数更少，而工作时间延长，工作周变短 |
| **Contamination** | 污染 | 在卫生服务环境中，污染是指在材料及物质表面、上面或内部出现了感染源或危害源，包括在设备或某个表面出现血液、体液和其他潜在的感染性材料 |
| **Controls (administrative)** | 管理控制 | 采取管理措施（即政策、规程及强制措施）以降低接触致病性生物或其他职业性风险 |
| **Controls (engineering)** | 工程控制 | 隔离或消除工作场所有害因素的控制措施，这可能包括使用适当机械、方法及设备预防医护人员的接触 |
| **Controls (Workpractice)** | 操作规程控制 | 通过改变完成工作任务的操作方式，将其融入每天常规的医疗卫生实践中，降低医护人员职业接触风险的可能性（如禁止将针帽重新套回针头） |
| **Discrimination** | 歧视 | 因某些特征，如种族、肤色或性别，对某人另眼对待，而损害机会和待遇的平等性，导致并强化了不平等 |
| **Employment protection and non-discrimination for pregnant women (the right to return to work)** | 对孕妇的就业保护和无歧视（重返工作的权利） | 保护女性医护人员就业安全及休完产假后重返原工作岗位或与产前相当且薪资一样的工作岗位；此外，因为女性承担生育的角色，其在工作中或找工作时均不应被歧视 |

| | | |
|---|---|---|
| **Ergonomics** | 工效学 | 对人、人在工作场所中使用的工具设备及人所在的工作环境之间相互关系的研究 |
| **Exposure** | 接触或暴露 | 与工作相关的状态、条件或活动，使医护人员直接接触到潜在职业性有害因素 |
| **Family-friendly (workplace measures)** | 家庭友好型的工作场所措施 | 促进工作和家庭生活协调的医疗服务实践，被用于补充法律的强制要求 |
| **Family responsibility** | 家庭责任 | 家庭责任不仅包括正在工作的父母照顾孩子，也包括医护人员照顾另一家庭成员，例如，单身成年医护人员照顾叔伯姑姨，成年的兄弟姐妹之间相互照顾 |
| **Flexitime** | 弹性工作时间制 | 正式的弹性工作制项目容许医护人员上、下班时间不同，在某些情况下个别工作周的工作时间也可不同；一般情况下，弹性工作制项目会确定一个“核心”工作时间，在这个时间内，要求所有的医护人员都要上班（如10:00～16:00）；当然，某些项目一点核心工作时间都不作要求 |
| **Green hospital/ health-care facility** | 绿色医院/ 卫生保健设施 | “绿色”一词用于描述如下行动：不论是对医护人员还是患者而言，卫生服务要更为环境友好，更加安全，更加健康，而且更加高效节能，减少浪费 |
| **Harassment** | 骚扰 | 任何根据受害人特征的行为（如年龄、性别、种族、宗教信仰、残疾、性取向、HIV情况等），让受害人得不到回报或不情愿，并在工作中影响医护人员男性和女性的尊严 |
| **Hazard** | 有害因素 | 对医护人员或患者健康产生有害作用或健康影响的危害源或潜在危害源；任何可使工作场所中或其附近的医护人员受到人身伤害或罹患疾病的因素称为职业性有害因素 |
| **Hazard control** | 有害因素控制 | 消除或减少有害因素的措施或行动 |
| **Hazard management** | 有害因素管理 | 是一种结构化的过程，包括有害因素识别、风险评估和控制，旨在工作场所中为医护人员和患者提供安全健康的环境（注意：有害因素控制和风险管理一词更为常用） |
| **Hierarchy of hazard controls** | 危害控制等级 | 是一种确定控制职业危害优先策略和措施的方法，以控制效果顺序列出：消除、替代、工程控制、管理控制、安全卫生操作规程控制和个人防护用品 |

| | | |
|---|---|---|
| **Healthy work-life balance** | 健康的工作–生活平衡 | 医护人员个人在其工作和家庭角色上投入平等，并对这两个角色均达到满意的程度，工作–生活平衡包括三个要素：<br>– 时间平衡，是指在工作角色和家庭角色投入的时间平等；<br>– 参与平衡，是指在工作角色和家庭角色心理参与度平等；<br>– 满意度平衡，是指对于工作角色和家庭角色的满意程度平等。 |
| **Hours averaging/ annualized hours** | 平均工作时间/年度工作时间 | 工作时间计划安排容许每周工作时间变化，同时要达到年度固定的工作总时间或每周平均工作时间；而且，每周工作时间的变化要符合既定的每天及每周最短和最长工作时间限值，只要工作时间符合这些限值及年度总工作时间或每周平均工作时间的要求，超过法定“正常工作时间”之外的工作时间将不付加班费 |
| **Incident** | 事件 | 发生在工作之外或工作过程中的不安全事情，其中，无人受伤或个人所受的伤害仅需急救处理 |
| **Inspections (workplace)** | 工作场所监督检查 | 对工作场所进行结构化的、正式的评估，以促进有害因素识别、风险评估、健康安全政策的贯彻落实及遵纪守法的监测 |
| **Job sharing** | 分享工作 | 依据用人单位的具体计划，两个医护人员之间的一种自愿性安排，两人共同承担一份全职工作，并安排好各自为完成该工作所付出的时间 |
| **Maternity leave** | 产假 | 女性在怀孕、分娩及产后期进行休假的权利 |
| **Musculoskeletal disorders** | 骨骼肌肉疾病 | 由于突然用力或长期接触物理因素，如重复性动作，受力，振动，难受姿势而导致、促进或加重上下肢、颈部和腰背部的肌肉、神经、肌腱、关节、软骨、支承结构受到伤害或罹患疾病 |
| **Occupational accident** | 职业性事故 | 意料之外和计划之外发生的事件，包括源自工作或与工作有关的暴力行为，可导致一人或多人受伤、患病或死亡 |
| **Occupational disease/ illness** | 职业病 | 任何因为接触工作活动中的有害因素而罹患的疾病 |
| **Occupational injury** | 职业伤害 | 任何由职业性意外事故导致的人身伤害、疾病和死亡 |
| **Paid leave** | 带薪休假 | 医护人员可休息的年休假，在此期间，可照领薪水，并享有社会保险 |
| **Paid sick leave** | 带薪病假 | 补偿医护人员因病所致的工作日损失的休假 |
| **Paternity leave** | 陪产假 | 容许已就业的男性享有在妻子分娩期离开工作岗位的就业保护假，一般来说，陪产假要远短于产假，因为离开工作岗位的时间较短，医护人员在陪产假期间拿全薪 |

| | | |
|---|---|---|
| **Parental leave** | 育婴假 | 已就业的父母离开工作岗位的就业保护假，该假紧接产假，常作为特定产假和陪产假的补充，通常并非所有国家都有类似规定；休育婴假的权利由父母任一方或以家庭为单位享有，但是公共收入支持常以家庭为单位提供，因此，一般来说，只有父母中的任何一方能够在任何时候获得此类收入的支持 |
| **Part-time work** | 兼职工作 | 医护人员正常工作时间比那些有可比性的全职者少的工作 |
| **Precautions (standard)** | 标准防范措施 | 所设计的一系列措施，用以降低接触已知或未知来源的血源性病原体和其他病原体的风险，这是防范控制感染措施的基本水平，是照料所有患者时的最低要求 |
| **Post-exposure prophylaxis** | 接触后预防 | 医护人员发生潜在职业接触后，立即提供抗逆转录病毒治疗，以降低HIV感染的可能性 |
| **Reporting** | 报告 | 由用人单位根据国家法律法规和企业规程制订的具体程序（步骤），该程序（步骤）规定医护人员按程序向直接领导、责任人或其他具体的人及机构汇报任何职业事故、工作过程中或与工作有关的健康损害、疑似职业病例、意外通勤事故、危险事件及事故 |
| **Residual risk** | 剩余风险 | 在采取措施处理所有风险后仍然存在的风险水平 |
| **Risk** | 风险 | 有害事件发生的可能性与事件对人或财产造成的伤害或损害的严重程度的组合 |
| **Risk assessment** | 风险评估 | 评价工作场所有害因素对医护人员安全和健康风险的过程；风险评估是系统性地检查工作的方方面面，考虑有害事件发生的可能性及事件造成的人身伤害或损害的严重性 |
| **Rotas** | 轮班表 | 一种可以表明某种工作任务执行顺序的系统（其不同于班次，班次可能是固定或轮换的） |
| **Staggered hours scheme** | 交错工作时间计划 | 一种医护人员或医护人员小组开始和完成工作的时间稍有不同的工作时间安排；交错工作时间可能容许医护人员在规定的限度内对确定工作起止时间有一定的自由度；然而，一旦选择了固定的起止工作时间（或由用人单位决定），就要保持固定，不要变更 |
| **Sterilization** | 灭菌 | 一种物理或化学程序步骤，其可以杀灭所有微生物，包括抗性较高的细菌芽孢 |
| **Stigma** | 羞耻感 | 根据某种特征描述的群体或个体的反应或感受，诸如性别、肤色、宗教信仰、健康状况、性取向或其他特质；这种反应或感受最常源自于缺乏理解，包括错误信息和概念误解，对未知的恐惧或仅仅因为缺乏宽容 |
| **Task shifting** | 工作移转 | 通过一种授权过程以更高效地利用现有人力资源，据此将合适的工作任务转移给不太专业的医护人员做 |

| | | |
|---|---|---|
| **Threat** | 恐吓 | 向目标个人或团体预示，拟采用体力或力量（即心理力量），导致他们担心可能对自身身体、性及心理造成伤害或其他消极结果而感到恐惧 |
| **Time banks or time savings accounts** | 时间银行或时间储蓄账户 | 时间银行或工作时间账户涉及对医护人员个人账户中的工作时间进行追踪；像某些弹性工作时间项目一样，时间银行容许建立关于工作时间的“信用”或积累相应工作时间的“赤字”到达最高额度；当然，对“信用”、“赤字”的计算周期可较长，从几个月到一年或更多不等 |
| **Toxic substances** | 有毒物质 | 工作场所中存在的、能够导致损害的化学物质；在本定义中，有毒化学物质术语包括粉尘、混合物和其他物料，如涂料、染料和溶剂 |
| **Violence (physical)** | 身体暴力 | 对他人使用身体暴力并造成身体和（或）心理伤害，如推、拧、打、敲、踢、掴、戳、射击和强奸 |
| **Violence (psychological)** | 精神暴力 | 故意使用某种力量，包括对他人或小组使用身体暴力威胁，而对身体、心理、精神、道德或社会发展造成伤害；精神暴力包括言语虐待、欺负/排挤、骚扰和威胁 |
| **Violence (workplace)** | 工作场所暴力 | 偏离理性品质的任何行动、事件或行为，在其中，医护人员在他或她工作期间或作为工作的直接结果导致了对自身的袭击、威胁、损害、人身伤害；工作场所暴力可扩展到所有医护人员因工作原因需要所处的或要去的，并受用人单位直接或间接控制的地方 |

（刘　拓　翻译；张　敏　审校）

# 译 者 后 记

我关注医护人员的职业卫生防护，既是职业卫生工作者的职责所在，又是农工民主党党员的使命驱动。2002 年开始，我承担中英艾滋病项目资助的《艾滋病职业暴露补偿立法研究》；自 2004 年起，我牵头研究起草了国家职业卫生标准《血源性病原体职业接触防护导则》，并于 2008 年正式颁布；2013 年以来，在农工民主党中央生物技术与药学工作委员会领导下，我牵头完成了《关于医护人员职业病防护技术服务体系》调研报告以及相关重点课题，所撰写的提案《医护人员面临严重职业危害，应加强职业卫生防护》由农工民主党中央向全国政协提交重点提案得到采用，并在 2015 年 " 两会 " 进行大会交流；近年来，国际劳工组织将医护人员职业卫生防护作为与中国合作的优先领域，我作为多个合作项目的牵头专家，提供了大量的技术支撑工作。随着工作不断深入，我深切地感受到，要将医护人员职业卫生防护落到实处，还需要配套政策和技术工具做支撑。

国际社会非常重视医护人员职业危害的预防控制，在理论研究和实践操作方面进行了大量探索。自 2009 年起，我受邀作为国际核心专家组成员参加国际劳工组织的国际职业病名单及其职业病诊断标准工作，一直追踪国际劳工组织和世界卫生组织编写《改善医护人员工作条件》（*HealthWISE Work Improvement in Health Services*，HealthWISE）系列工具书的最新进展。2014 年，HealthWISE 正式出版后，我第一时间申请授权中文版翻译，并得到国际劳工组织的支持和资助。

HealthWISE 是一件兼具实用性及参与性改善医疗卫生机构质量的有效技术工具，已在塞内加尔、坦桑尼亚联合共和国和泰国等国家的医疗卫生机构进行了试用，2012 年，国际劳工组织和世界卫生组织的专家对其进行了修订和全面审定。该书主题分为八大模块，分别涉及职业安全卫生、人事管理和环境事务，并将行动和培训相结合。该书内容适用于所有从事与改善医护人员职业卫生防护相关工作的人员。

2014 年至今，我组织了老、中、青的专业团队，大家付出了辛勤的努力，同心协力完成译稿。特别值得一提的是，为了打造高素质的专业工作团队，方便后续推广应用，我专门邀请了试点医院、疾病预防控制机构、卫生计生监督机构的同事们参加翻译工作，并针对常见翻译错误开展专门的学术研讨与解析，力求提高学术专业翻译能力和技巧。其中，李文捷翻译了模块 1：控制职业性有害因素并改善工作场所的安全条件；石春兰翻译了模块 2：肌肉骨骼职业性有害因素与工效学解决方法；陈亮翻译了模块 3：生物性职业有害因素和感染控制，特别关注 HIV 和 TB；袁素娥、曹晓霞翻译了模块 4：应对工作场所发生的歧视、骚扰和暴力；王丹翻译了模块 5：迈向一个绿色健康的工作场所；解晨、孙建翻译了模块 6：医护人员的骨干作用：招聘、支持、管理和留用；邹艳辉翻译了模块 7：工作时间和家庭友好型的措施；李祈翻译了模块 8：设备、物资的选择、储存和管理；刘拓翻译了致谢、缩略语表、HealthWISE 介绍、改善医护人员工作条件 HealthWISE 检查表和词汇表，并承担了本书翻译的秘书工作；杜燮祎将插图中的英文替换为中文。

本书中文版得以顺利出版发行，还得益于许多领导、专家和同仁的大力支持。全国人大常委会副委员长、中国农工党中央主席陈竺同志亲自为本书中文版作序，充分体现保护好医护人员职业健康和安全对于促进全体国民健康和福祉的重要意义，给予我们莫大的鼓励和鞭策！农工民主党中央办公厅和参政议政部的各位领导和同志始终支持医护人员职业卫生防护相关工作。国际劳工组织十分关心本书在中国的出版发行与推广应用，国际劳工组织北京局局长 Tim De Meyer 先生对我国医务人员职业安全健康战略非常关注，大力支持本书翻译工作并提出希望将本书作为提高医护人员职业安全健康的重要工具在全国推广应用。参与 HealthWISE 英文原著编写的国际劳工组织总部负责职业卫生的高级专家牛胜利教授对本书中文翻译中的一些问题给予技术把关；参与 HealthWISE 英文原著编写的国际劳工组织工作质量部 LeeNah Hsu 女士和国际劳工组织行业政策部 Christiane Wiskow 女士，以及国际劳工组织北京蒙古局项目官员武汝廉女士、李清宜女士，都对中文版的出版发行做出了卓越的贡献，在翻译出版申请授权、资助经费等方面付出大量的努力。中国疾病预防控制中心职业卫生与中毒控制所吴维皑和徐伯洪研究员以及北京协和医院乌正赉教授对中译稿进行了同行评议，并提出了许多宝贵意见。在此，向大家表示衷心的感谢！

我国医护人员的职业卫生防护与发达国家仍有较大差距，HealthWISE 中文版的出版发行，将先进的理念和方法在我国推广应用，是我国医护人员职业卫生防护工作的新起点，必将有利于促进建立多部门、多界别、多学科合作机制。在本书即将出版发行之际，中共中央十八届五中全会提出 " 健康中国 " 的战略目标，同时国际劳工组织已支持中国利用本书作为技术工具开展 ILO/WHO HealthWISE 推广应用首期师资培训，相信会吸引更多国内外同仁加强合作与交流，把医护人员职业卫生防护作为己任，推动其向纵深发展。

本书出版后，为方便社会各界推广应用，我们已对如何使用本书、参与式培训方法以及本书所列全部检查要点逐一制作成 PPT，便于基层培训使用。本书出版后，全书的 PDF 电子版将发布在国际劳工组织和中国疾病预防控制中心职业卫生与中毒控制所的官方网站上，供读者免费下载。

限于译者的英文、中文和学术水平，中文版难免存在不足之处，恳请读者批评指正。

张敏　博士　研究员

中国疾病预防控制中心职业卫生与中毒控制所

2015 年 11 月